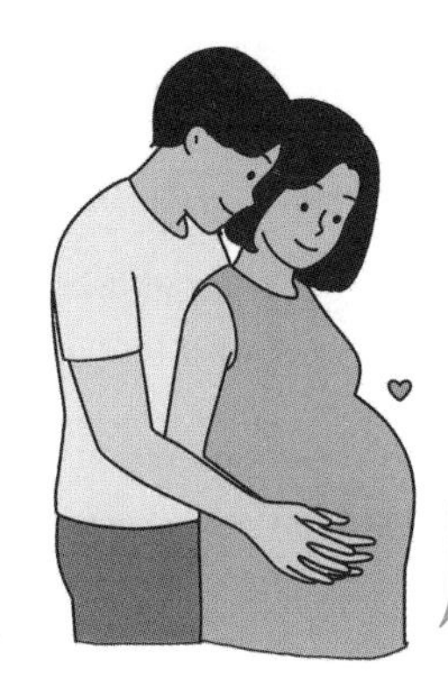

胎停育怎么办

孙自学　主编

中原农民出版社
·郑州·

图书在版编目（CIP）数据

胎停育怎么办 / 孙自学主编. -- 郑州 : 中原农民出版社, 2025. 1. -- ISBN 978-7-5542-3080-0

I. R714.2-44

中国国家版本馆 CIP 数据核字第 2024LS5086 号

胎停育怎么办

TAITINGYU ZENME BAN

出 版 人：刘宏伟　　责任校对：王艳红

选题策划：谢珊珊　　责任印制：孙　瑞

责任编辑：谢珊珊　　装帧设计：杨　柳

出版发行：中原农民出版社

地址：河南自贸试验区郑州片区（郑东）祥盛街 27 号 7 层

电话：0371-65713859（发行部）　0371-65788879（医卫编辑部）

经　　销：全国新华书店

印　　刷：河南省诚和印制有限公司

开　　本：710 mm × 1010 mm　1/16

印　　张：8.5

字　　数：140 千字

版　　次：2025 年 1 月第 1 版

印　　次：2025 年 1 月第 1 次印刷

定　　价：42.00 元

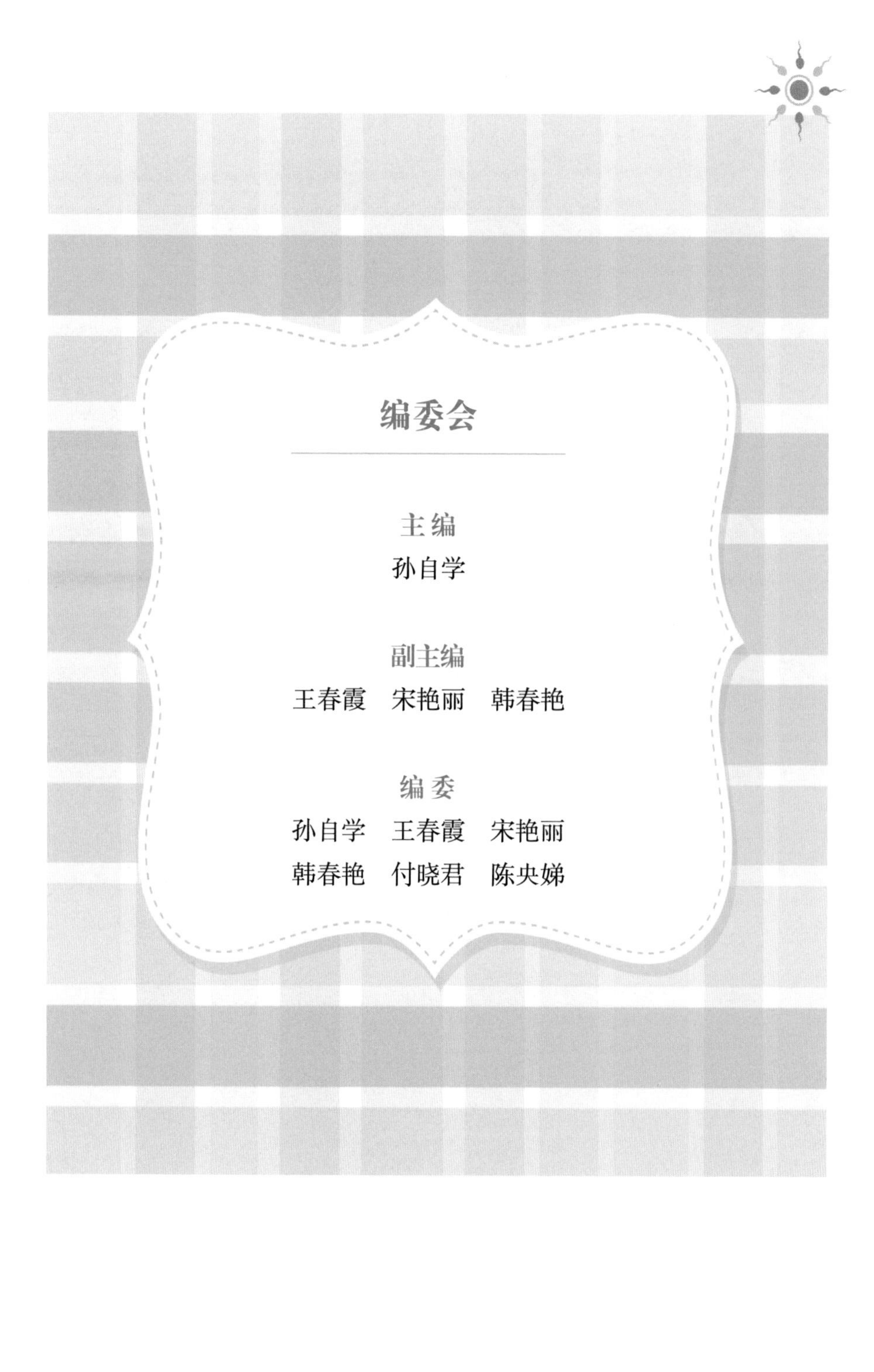

编委会

内容提要

胎停育让许多家庭沉浸在悲痛之中，但是面对胎停育，我们又要积极化被动为主动。为此特请长期从事生殖医学研究及临床经验丰富的专家，以问答的形式、通俗生动的语言，向读者朋友讲解大家最关心、最常见、最具代表性的一些问题。全书详细介绍了胎停育相关知识、胎停育病因、胎停育预防与调治、妊娠后监护及保胎等相关内容。愿本书能为您答疑解惑，祝您早日生一个健康聪明的孩子。

胎停育相关知识

胎停育病因

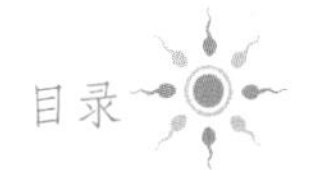

胎停育预防与调治

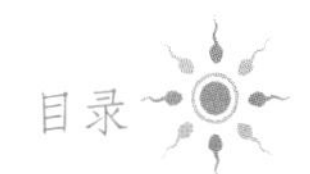

妊娠后监护及保胎

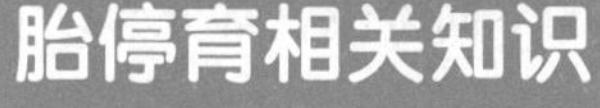

胎停育相关知识

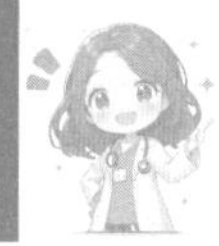

1. 什么是胎停育?

就像植物的生长过程一样，依赖于良好的种子、肥沃的土壤、适宜的气候，以及适时的浇水、施肥来确保种子能够顺利发芽、茁壮成长并最终成熟；同理，人类生命的孕育与成长离不开优质的精子与卵子，以及良好的母体环境。只有满足这些条件，胚胎或胎儿才能顺利发育、生长，直至顺利娩出。所以，妊娠（怀孕）是一个复杂的生理过程。

胎停育，是指在妊娠过程中，胚胎发育到一定阶段而发生死亡的现象，包括胚胎停育和胎儿停育（死胎）。胚前期和胚期出现发育异常而自动终止发育称为胚胎停育；在胎期停止发育称为胎儿停育。自然流产和死胎均

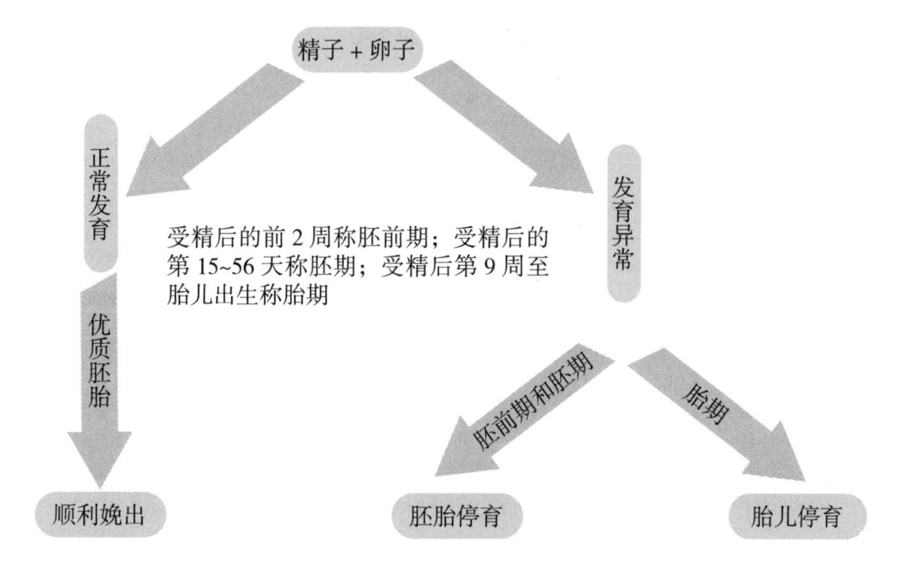

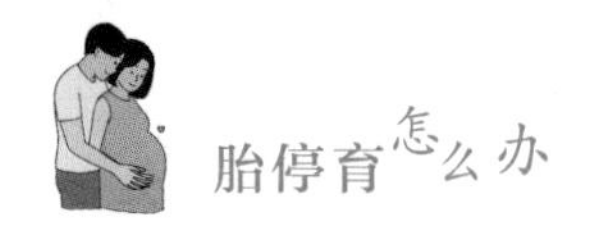

属胎停育范畴。

2. 什么是自然流产？常见类型有哪些？

妊娠不足 28 周、胎儿体重小于 1 000 克，非机械或药物等人为因素而终止妊娠者，称为自然流产。按流产发展所处的不同阶段，常分为以下 4 种类型。

（1）先兆流产：妊娠后出现少量阴道出血，或伴有下腹痛或腰背痛；子宫颈口未开，无妊娠物排出；子宫大小与停经周数相符。经休息和治疗后，若症状消失，可继续妊娠。

（2）难免流产：又称不可避免流产，在先兆流产的基础上，阴道出血量增多或下腹痛加剧，或出现胎膜破裂，子宫颈口扩张，二维超声检查（B超）仅见胚囊。无胚胎（或胎儿），或无原始心管搏动也属于该类型。

（3）不全流产：难免流产继续发展，部分妊娠物排出宫腔，或胎儿排出后胎盘滞留宫腔或嵌顿于子宫颈口，影响子宫收缩，导致大出血，甚至休克。检查可见子宫颈口扩张，子宫小于停经周数。

（4）完全流产：有流产症状，妊娠物已全部排出，随后出血逐渐停止，腹痛逐渐消失。检查可见子宫颈口关闭，子宫大小基本正常。

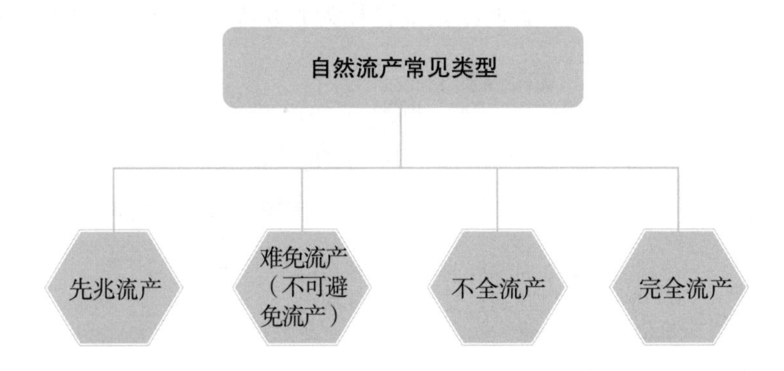

3. 什么是稽留流产、习惯性流产和死胎？

稽留流产、习惯性流产是流产的特殊情况，均属胎停育范畴。

（1）稽留流产：又称过期流产，指宫内胚胎或胎儿死亡后未及时排出的流产。典型表现为有正常的早孕反应，有先兆流产症状或无任何症状；随着停经时间延长，子宫不再增大或反而缩小，子宫小于停经周数；或在B超检查时发现胚胎已停止发育。

（2）习惯性流产：是指连续自然流产3次或3次以上。

（3）死胎：是指妊娠20周后，胎儿在子宫腔内死亡。若胎儿在分娩过程中死亡，称为死产，也是死胎的一种。

4. 什么是生化妊娠？

生化妊娠是指精卵结合后没有在子宫着床的妊娠。至少两次检测血清人绒毛膜促性腺激素（HCG，简称“绒促性素”）均出现升高，而且在受精后28天内停止升高（月经期延长不超过14天）。可见阴道出血，有灰白色膜状物流出。大约在受精的第7天，受精卵分化出滋养层（就是未来的胎盘）并植入子宫内膜，逐渐分泌HCG，血中可以检测到HCG升高，或尿妊娠试验阳性。之所以叫生化妊娠，是因妊娠仅进行到用生物化学方法可以检测到的阶段，而B超检查看不到妊娠囊。

5. 妊娠时常见症状有哪些？

我们通过实验室检测血HCG，一般就可以做出是否妊娠的诊断。妊娠后的临床表现虽有共性，但又有个体差异，大致包括以下几个方面。

（1）月经的变化：月经未如期而至，特别是对于既往月经规律的女性而言，停经是妊娠早期的最早、最重要的信号。

（2）饮食喜好变化：部分女性妊娠后饮食喜好会发生变化，如平时喜欢的饮食，妊娠后不再喜欢，这种现象可能会持续一段时间或贯穿整个妊娠期，分娩后多数就恢复了。

（3）胃肠道症状：停经40天左右，多数孕妇会出现妊娠反应，比如恶心、呕吐、厌油腻等，同时可能会有便秘症状。症状轻重因人而异，以晨起时和晚上更明显，一般妊娠9周后逐渐缓解。部分孕妇症状可能会贯穿整个妊娠期，也有极少数孕妇症状严重，需要住院治疗。

（4）乳房变化：停经后出现乳房发胀不适，乳房增大，乳头、乳晕颜色加深，随着妊娠的继续，乳房发胀症状逐渐缓解。

（5）腹痛、阴道出血：部分孕妇停经后可能会出现阴道出血、腹痛、腰背痛等不适，这些症状提示有先兆流产的可能，一定要及时去医院做相关的检查，排除异位妊娠（宫外孕）的可能，必要时，需要保胎治疗。对于月经规律的备孕女性，如果出现月经后错，或月经量明显减少，一定要警惕是否异位妊娠，因为部分异位妊娠或先兆流产的症状与月经不调表现相似。

（6）疲劳症状：部分孕妇在妊娠早期可能有明显的头晕、乏力、嗜睡、疲倦等表现，甚至部分会有类似感冒的症状，这都是妊娠早期的常见表现。

（7）泌尿系统症状：随着妊娠的进展，子宫逐渐增大，压迫膀胱，部分孕妇可能出现尿频症状，一般妊娠 3 个月以后逐渐缓解。

6. 常见的妊娠早期胎停育类型有哪些？

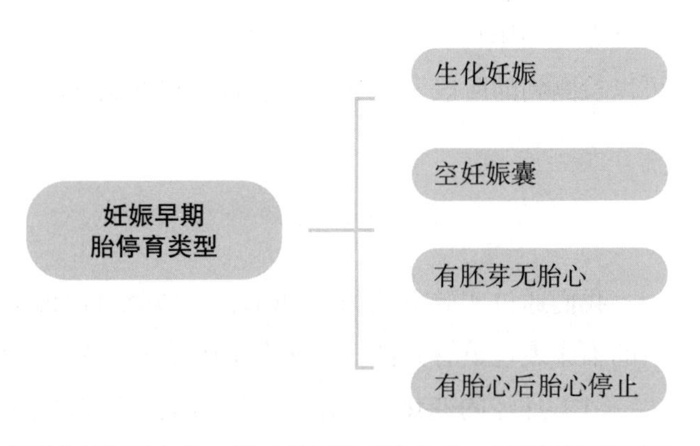

根据临床相关项目检查指标，常见的妊娠早期胎停育有以下 4 种类型：①生化妊娠（实验室检查提示妊娠，但 B 超未见妊娠囊）。②空妊娠囊（B 超可见妊娠囊回声，但持续未能见卵黄囊及胚芽回声）。③有胚芽无胎心（B 超提示可见胚芽回声，胚芽＞ 7 mm，持续未能见原始心管搏动）。④有胎心后胎心停止（B 超提示可见胚芽、原始心管搏动，过一段时间再检查，原始心管搏动消失）。

7. 子宫的形态是什么样的？其功能有哪些？

子宫是产生月经和孕育胎儿的器官，是胎儿生长和发育的场所。子宫

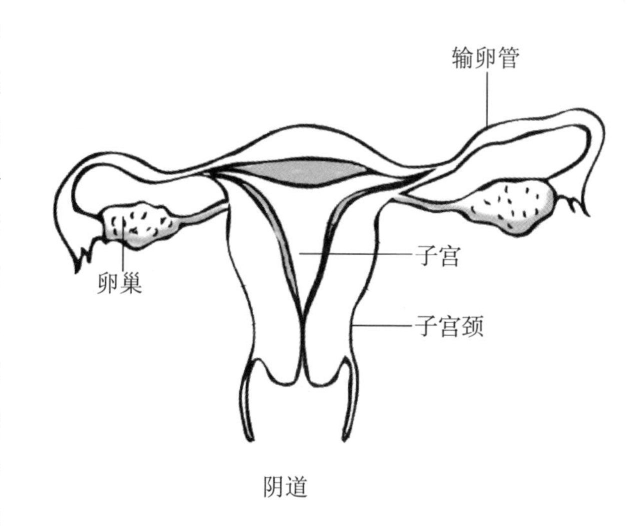

位于女性骨盆腔的中央位置，呈倒置的梨形，前面扁平，后面稍突出。子宫由两部分组成，子宫体和子宫颈。成年女性的子宫长 7~8 cm，宽 4~5 cm，厚 2~3 cm，子宫腔容量约 5 mL。子宫上端钝圆隆起的部分，叫子宫底。子宫下段长而狭细的部分，称子宫颈。子宫底与子宫颈之间的部分，称子宫体。子宫位置有前位、后位和平位之分，无论子宫处于哪种位置，都是正常的，不影响受孕能力。

妊娠后，子宫会随着胎儿的生长而发生一系列的变化。首先，子宫体会逐渐增大变软。子宫由非妊娠时（7~8）cm ×（4~5）cm ×（2~3）cm 约增大到足月妊娠时 35 cm × 25 cm × 22 cm，子宫腔容量由非妊娠时的 5 mL 增大到足月妊娠时的 5 000 mL 左右。其次，子宫重量由非妊娠时的 50 g 左右，增重到足月妊娠时的 1 000 g 左右。最后，随妊娠进展，子宫形态也逐渐由倒置的梨形变为球形或直椭圆形。

子宫内膜是子宫体的组成部分，分为两层，即功能层和基底层。其中功能层是胚胎着床的“土壤”。在卵巢激素的作用下，子宫内膜会发生周期性变化，这是备孕时的一个重要的监测指标。月经周期的第 5~14 天，在雌激素的作用下，子宫内膜的表面上皮、腺体、间质、血管均呈增殖性变化，这一时期被称为增殖期。围排卵期时，子宫内膜厚度为 6~10 mm。月经周期的第 15~28 天，在孕激素、雌激素的作用下，增殖期的子宫内膜继续增厚，腺体增长并弯曲，呈现分泌现象，转为分泌期。此时子宫内膜厚且松软，含有丰富的营养物质，有利于受精卵着床、发育。其中，在月经周期的第 20~23 天，也就是排卵后的第 7 天，是子宫内膜分泌活动的高峰期，此期恰与囊胚植入同步，此期的间质更加疏松、水肿，螺旋小动脉进一步增生并卷曲，最适宜囊胚着床。如未受孕，孕激素、雌激素水平下降，子宫内膜功能层从基底层崩解脱落，脱落的子宫内膜碎片及血液一起从阴道流出，月经来潮。如囊胚成功着床，妊娠继续，在孕激素作用下，子宫内膜腺体增长弯曲，腺上皮细胞内及腺腔中含大量糖原，血管充血，结缔组织肥大，此时子宫内膜称为蜕膜，更适宜胚胎生长发育。

受孕当月，“土壤”的“肥沃”与否，不单纯表现在子宫内膜的厚度上（子宫内膜的厚度适宜，过薄或过厚都不利于胚胎着床），子宫内膜的增厚及相应的变化还需要与囊胚的着床同步，且功能协调，否则也不利于受孕。此外，受孕还要求女性体内有较高的孕激素水平，以增加子宫内膜对胚胎的容受性及子宫平滑肌的稳定性，为胚胎发育提供一个“温床”。

8. 卵巢是什么样的器官？

卵巢是产生与排出卵子的场所，也具有分泌性激素的功能。卵巢有两个，左右各一，灰白色，质较韧硬，呈扁平的椭圆形。卵巢的大小和形状因年龄不同而异。同一人的左右卵巢也并不一致，一般左侧大于右侧。育龄期妇女卵巢大小约 4 cm × 3 cm × 1 cm，相当于本人拇指大小。女性 35~45 岁时卵巢开始逐渐缩小，到绝经期以后，卵巢可逐渐缩小到原体积的 1/2。由于卵巢屡次排卵，卵泡破裂萎缩，由结缔组织代替，故其实质渐次变硬。卵巢的大小在一定程度上反映了卵巢的功能，如卵巢体积缩小，提示卵巢功能减退，甚至卵巢功能衰竭；如卵巢体积过大，B 超提示卵巢呈多囊样改变，这就有内分泌失调、排卵功能紊乱、多囊卵巢综合征的可能。产生、排出卵子与分泌性激素是卵巢的重要功能，也是受孕的必备条件。

9. 卵泡是如何正常发育的？

卵泡的发育从胚胎时期就已经开始了，此时称为原始卵泡，胚胎 20 周时达到高峰，两侧卵巢共含 600 万 ~700 万个卵泡。出生时约剩 200 万个卵泡。儿童期多数卵泡退化，至青春期只剩下约 30 万个卵泡。进入生育期，每月发育一批（3~11 个）卵泡，经过募集、选择，其中一般只有一个优势卵泡可完全成熟，并排出卵子，其余的卵泡发育到一定程度就通过细胞凋亡机制而自行退化，即卵泡闭锁。也就是说，无论是否有卵泡成熟、排出，每个月都会有卵泡消耗，不会因为无排卵而延缓卵巢衰退。女性一生中一般只有 400~500 个卵泡发育成熟并排卵，仅占总数的 0.1% 左右。

卵泡的发育始于原始卵泡，依次发育为窦前卵泡、窦状卵泡、排卵前卵泡。当原始卵泡进入生长轨道，其大小、结构及在卵巢皮质中的位置发生显著变化。原始卵泡的发育约在月经周期开始前 9 个月开始，之后发育为窦前卵泡，从窦前卵泡发育为排卵前卵泡大约需 85 天（约 3 个月经周期）。卵泡生长的最后阶段需 15 天左右,即月经周期的卵泡期。所以，提高卵子质量，一定要至少提前 3 个月开始准备！

> 卵泡发育始于胚胎时期，此时称为原始卵泡。出生时约剩 200 万个卵泡，青春期约剩 30 万个卵泡。
>
> 进入生育期，每月发育一批（3~11 个）卵泡，一般只有一个优势卵泡发育成熟。
>
> 提高卵子质量，一定要至少提前 3 个月开始准备。

窦前卵泡包括初级卵泡和次级卵泡两个阶段。①初级卵泡阶段。生长发育早期的生长卵泡，其初级卵母细胞体积增大，细胞器增多；卵泡细胞由单层变为复层。初级卵母细胞与卵泡细胞之间出现透明带，卵泡外围结缔组织形成卵泡膜。电子显微镜下可见卵母细胞表面的微绒毛和卵泡细胞的突起伸入透明带内，这有利于卵泡细胞将营养物质输送给卵母细胞，同时，透明带对卵子具有重要的保护作用，能识别异种精子，并保证一精一卵结合，防止多个精子进入一个卵子。②次级卵泡阶段。卵泡细胞间出现液腔的生长卵泡，腔内充满卵泡液。颗粒细胞内出现促卵泡激素（FSH）、雌激素、雄激素三种激素的受体，并具备了对上述激素的反应性。卵泡基底膜附近的梭形细胞形成两层卵泡膜，即卵泡内膜和卵泡外膜，卵泡内膜细胞出现黄体生成素（LH）受体，具备了合成类固醇激素的能力。

窦状卵泡是在雌激素和促卵泡激素的协同作用下，颗粒细胞间集聚的卵泡液增加后融合形成卵泡腔，最终卵泡增大直径达 500 μm 的卵泡。窦状卵泡发育的后期，相当于前一卵巢周期的黄体晚期及本周期的卵泡早期，此时血清促卵泡激素水平及其生物活性增高，超过一定阈值后，卵巢内有一组窦状卵泡群进入“生长发育轨道”，这种现象称为募集。约在月经周期的第 7 天，在被募集的发育卵泡群中，促卵泡激素阈值最低的一个卵泡优先发育成为优势卵泡，其余卵泡逐渐退化闭锁，这个现象称为选择。月经周期第 11~13 天，优势卵泡增大至 18 mm 左右，分泌雌二醇，使血清雌二醇量达到 1 100 pmol/L 左右。不仅如此，在促卵泡激素刺激下，颗粒细胞内会出现黄体生成素受体及催乳素（PRL）受体，使其具备对黄体生成素、催乳素的反应性。此时便形成了排卵前卵泡。排卵前卵泡直径在 18~23 mm，卵泡向卵巢表面突出。

10. 什么是排卵？

卵泡发育到一定阶段，明显地突出于卵巢表面，随着卵泡液的激增，内压的升高，突出部分的卵巢组织愈来愈薄，最后破裂，卵母细胞及包绕它的卵丘颗粒细胞随卵泡液一起排出卵巢，这一过程称为排卵。

排卵前后，体内促卵泡激素、黄体生成素、雌激素，以及由下丘脑分泌的促性腺激素释放激素（GnRH）等激素之间形成的反馈调节反应，导致排卵前激素水平有规律而激烈的变化，这是排卵完成及排卵后黄体形成的诱因。首先是雌激素峰值出现，诱导 GnRH 释放增加，促进黄体生成素、促卵泡激素几乎同步达到分泌峰值。诱导排卵发生的过程中，促卵泡激素和黄体生成素必须协同作用，只有一定比例的促卵泡激素和黄体生成素互相配合才能有效诱导排卵。黄体生成素分泌峰值期是即将排卵的可靠指标，出现于卵泡破裂前 36 小时（排卵试纸其实就是测尿黄体生成素，当试纸提示阳性时，就预示之后的 12~24 小时有可能发生排卵，为同房时间的安排提供参考。同时针对卵泡不能自行排出者，可以肌内注射绒促性素，模仿生理性的黄体生成素分泌峰值，帮助卵泡排出）。在黄体生成素分泌峰值的作用下，排卵前卵泡黄素化，产生少量孕酮。黄体生成素、促卵

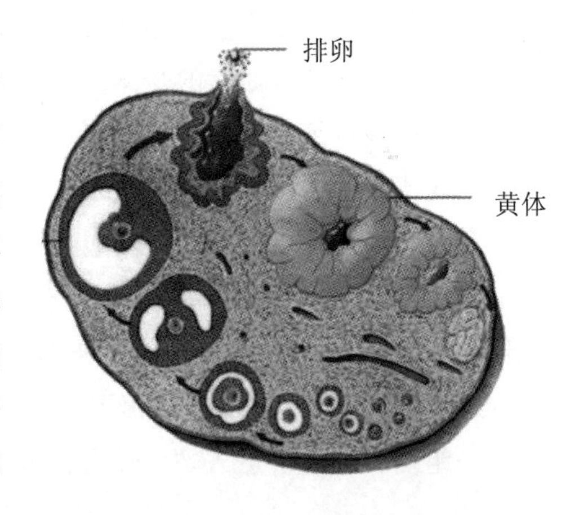

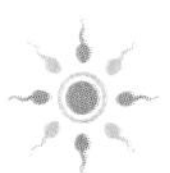

泡激素与孕酮协同作用，激活卵泡液内蛋白溶酶活性，使卵泡壁隆起尖端部分的胶原消化形成小孔，称排卵孔。排卵前卵泡液中前列腺素显著增加，排卵时达高峰。前列腺素可促进卵泡壁释放蛋白溶酶，有助于排卵。排卵一般发生在下次月经来潮前14天左右（月经周期规律的备孕者，可以通过月经可能来潮的时间推测大致的排卵时间），卵子可由两侧卵巢轮流排出，也可由一侧卵巢连续排出。卵子排出后，经输卵管伞部捡拾、输卵管壁蠕动及输卵管黏膜纤毛活动等协同作用通过输卵管，并被运送到子宫腔。

11. 什么是黄体？它如何形成及退化？

排卵后卵泡液流出，卵泡腔内压下降，卵泡壁塌陷，形成许多皱襞，卵泡壁的卵泡颗粒细胞及卵泡内膜细胞向内侵入，周围由结缔组织的卵泡外膜包围，共同形成黄体。排卵后7~8天（月经周期的第22天左右）黄体体积和功能达到高峰。正常的黄体功能的建立需要理想的排卵前卵泡发育，特别是促卵泡激素刺激、持续性和高水平的黄体生成素维持。若排出的卵子受精，则黄体在胚胎滋养细胞分泌的HCG作用下增大，转变为妊娠黄体，至妊娠3个月末才退化。此后胎盘形成并分泌类固醇激素维持妊娠。若卵子未受精，黄体在排卵后9~10天开始退化，黄体功能限于14天。黄体衰退后，月经来潮，新的月经周期再次开始。

12. 孕激素如何变化？

整个月经周期中，孕酮在排卵前会有少量的分泌，排卵后孕酮水平开始升高，月经来潮前1周左右孕酮水平处于高峰值，此时可以进行实验室检查，如果孕酮水平较高，则提示有排卵，黄体功能正常。

如果妊娠，孕酮会持续较高水平的分泌。在妊娠的前3个月，孕酮水平相对稳定，并且不随妊娠时间的增加而发生较大的变化。孕酮是维持早期妊娠的重要激素，可避免胚胎受到母体的排斥，还可降低子宫平滑肌的兴奋性，促使其肌纤维松弛，降低催产素对子宫的影响，减少子宫收缩，是妊娠期需要动态监测的一个重要指标。

13. 输卵管有什么功能？

输卵管为输送卵子的肌性管道，长 10~14 cm，左右各一，位于子宫底两侧、包裹在子宫阔韧带上缘内。输卵管外侧端游离，末端开口于腹膜腔，称输卵管腹腔口，内侧端开口于子宫腔，称输卵管子宫口，故女性腹膜腔经输卵管、子宫和阴道可与外界相通。输卵管全长由内侧向外侧分为四部分：间质部、峡部、壶腹部、伞部。间质部在子宫角穿子宫壁的部分；峡部为膨大部后方的缩细部分；壶腹部壁薄腔大，是受精场所；伞部呈漏斗状，边缘呈伞状，可以拾取卵子。输卵管具有极其复杂而精细的生理功能，对拾取卵子、精子获能、卵子受精、受精卵输送及早期胚胎的生存和发育起着重要作用。

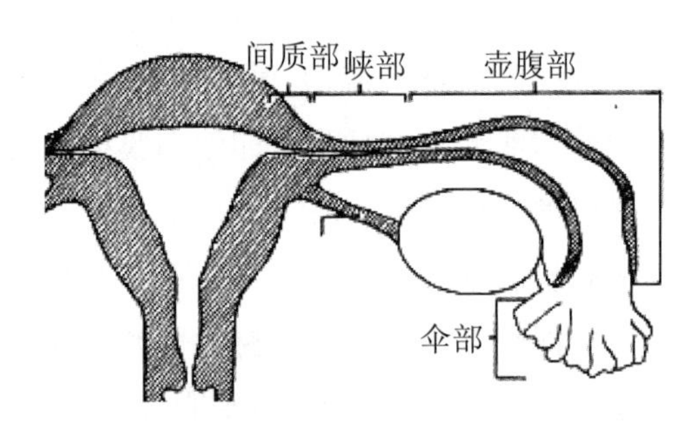

输卵管解剖示意图

输卵管能在一定的时间内将精子和卵子分别从相反的方向输送至壶腹部，并创造适宜环境，使两者结合为受精卵。受精卵继续停留在输卵管内发育分裂，直至子宫内膜及子宫肌层已成熟且变得宜于受精卵着床之时，始由输卵管进入子宫腔。

14. 精子是如何产生的？

精子是由男性生殖器睾丸产生的。男性生殖器分为内生殖器和外生殖器两部分。男性内生殖器包括睾丸、附睾、输精管、射精管、尿道、精囊腺、前列腺和尿道球腺；外生殖器包括阴阜、阴囊和阴茎。睾丸产生的精子经过附睾、输精管运输，与精囊腺、前列腺和尿道球腺分泌的微碱性液体混合，形成黏稠的乳白色精液。

睾丸是一对卵圆形的实体，通常一侧大于另一侧，且右侧略高于左侧。睾丸的纵径 4~5 cm，横径 2~3 cm。每侧睾丸重 10~20 g，正常成人睾丸容积应在 10 mL 以上。睾丸的生理作用：一是产生精子；二是合成雄激素。雄激素的作用是多方面的，主要有：①促进男性胚胎发育和维持男性第二性征。②调节生精过程，促进精子产生。③ 促进附属性腺的发育与生长。④维持正常的性欲与性强度。⑤促进体内蛋白质合成等。

睾丸是制造精子的“工厂”，而睾丸里的生精小管是制造精子的“车间”。男性两只睾丸总重量 20~40 g，每克睾丸组织每天生成 1 000 万个精子，两只睾丸每天总共产生 2 亿 ~4 亿个精子。精子的产生过程需要两个非常苛刻的条件：一个是营养，精原细胞分裂演变成精子，需要大量的营养物质，特别是蛋白质；另一个是低温，精子的成长需要低温，要求阴囊内温度比体温低 1~1.5℃，而睾丸里的温度要再低 0.5~1℃，否则，精子生长会半途而废。从生精小管里产生的精子还是十分娇嫩、幼稚的，它还不具有运动和受精的能力。因此，它还得在附睾里逗留些日子，在附睾的微环境作用下，经过进一步的加工处理，逐渐成熟起来，逐步获得运动和受精的能力。这个过程称为精子的功能成熟，就是医学上所说的“精子获能”。精子在生精小管内的产生过程约需要 64 天，睾丸生成的精子功能尚未成熟，只有当其被输送至附睾，在其中停留 18~24 小时后才能获得运动和受精能力。从这里我们也会明白，如果某种原因引起睾丸、附睾、生精小管损伤，如睾丸外伤、睾丸炎或附睾炎等，就会导致精子产生或成熟障碍，从而导致不育，或因影响胚胎质量而致胎停育。

> 睾丸是制造精子的“工厂”，睾丸里的生精小管是制造精子的“车间”。精子在生精小管内的产生过程约需要 64 天，并需在附睾中停留 18~24 小时后才获得运动和受精能力。

附睾是睾丸的延续部分。附睾并非一个单纯的精子通道和容器，它主要为精子的成熟提供一个合适的微环境。因睾丸所产生的精子尚不完全成熟，不具备使卵子受精的能力，只有受附睾液的“催化”，发生一系列的变化，才逐渐发育成熟。精索是始于腹股沟管内环、出腹股沟外环后止于睾丸后缘的圆索状结构，起到固定睾丸和附睾的作用。

输精管是附睾管的延续，它起自附睾管，止于射精管，全长约 50 cm，依其所在部位，由始至末可分为睾丸部、精索部、腹股沟管部和盆部。输精管是输送精液到前尿道的通道，输精管壶腹分泌液中所含的果糖是精子活动的能源，而且输精管壶腹还是储存精子、积存导管分泌的润滑液的地方，是精子的第二个储存处。

精囊又称精囊腺，位于膀胱底与直肠之间。精囊分泌液是精液的一部分，占每次射精量的70%左右，是一种含有蛋白质的碱性胶状液，不仅能稀释精液，还对阴道和子宫的酸性物质起中和作用。精囊分泌的胶状液能使精液射入阴道后暂时发生凝结，避免短时间内流出。

前列腺纵径3 cm，横径4 cm，前后径2 cm，重20 g，位于膀胱与尿生殖膈之间，包绕尿道起始部，其大小和形状均似前后稍扁的栗子。前列腺每天分泌0.5~2 mL黏性液体，乳白色，呈弱酸性，亦为精液的组成部分，约占每次射精量的30%左右，射精时在精囊液之前排出，可使精液液化，有利于精子运动。

15. 精液由哪儿部分组成？

精液主要由精子和精浆两部分组成，精子虽然很多，但其体积很小，因此精液中约95%是精浆。精子是生育的关键物质，其产生的过程已在前面讲到。精浆由附属性腺精囊分泌的精囊液、前列腺分泌的前列腺液和尿道球腺分泌的少量液体共同组成。精浆里含有果糖和蛋白质，是精子的营养物质。精囊分泌的精囊液是精液的主要成分，占70%左右，呈碱性，含有果糖、凝固酶和前列腺素，其中果糖是精子排出体外后运动的主要能量。精囊发生炎症会使果糖分泌减少，精子活动力减弱，导致男性不育。精液中前列腺素主要由精囊所分泌，它能够增强精子的穿透能力，并能使子宫颈松弛而有利于受精。精囊分泌的凝固酶可以使刚射出的精液出现凝固，以防精子流失。前列腺所分泌的前列腺液占精液的30%左右，pH为6.5左右，它分泌的一种“液化因子”，有助于精液的正常液化。精子与精浆犹如鱼与水的关系，精浆既是把精子输送到女性生殖道内的介质或载体，同时又能为精子提供能量和营养，激发精子活动力，以达到受精的目的。

16. 采集精液标本时应注意哪些事项？

精液分析的标本多由患者本人用自慰法自行采集，若采集不当就会对检查结果造成影响。所以患者在收集精液时必须注意以下几点。

- 采集精液标本前必须禁欲，一般为 3~5 天，最多不要超过 7 天。在采集前最好用肥皂水清洗双手和阴部，尤其是包皮过长的患者。
- 最好在医院标本留取室自慰采集。原则上不主张采用性交中断法及使用安全套取精。有条件的医院要尽可能把标本留取室布置得温馨些，如床、沙发、电视等都要配备，这对患者获得足够的性刺激，达到充分勃起和完全射精，获得一份满意的精液标本非常重要。
- 采集的标本必须是全段精液，并盛放于实验室提供的容器内。采集时最好使用广口玻璃瓶或其他对精子没有毒害作用的容器，不能溢漏。
- 应告知实验室工作人员具体采集精液的时间，有无遗漏等相关情况。
- 如不在医院采集，精液标本必须在 1 小时内送到实验室，以确保标本的质量。
- 精液标本采集后，在转送实验室过程中，其温度应该保持在 25~35℃，若在冬季，应放于内衣口袋内。如温度低于 20℃或高于 40℃，则影响精子活动力、活动率及精液液化，其分析结果对临床指导价值不大。
- 如果一次精液分析结果异常，应让患者至少间隔 2 周后，在自我感觉身体、心理状况都比较好的时候进行复查，一般要检查 2~3 次才能确诊。

17. 排卵功能监测的方法有哪些？

排卵功能监测包括卵泡发育情况及卵泡破裂、卵子排出情况。排卵功能监测的方法有很多种，各有优势及不足，可以根据自身的情况选择。

（1）基础体温（BBT）监测：基础体温监测方法是指通过每天测量基础

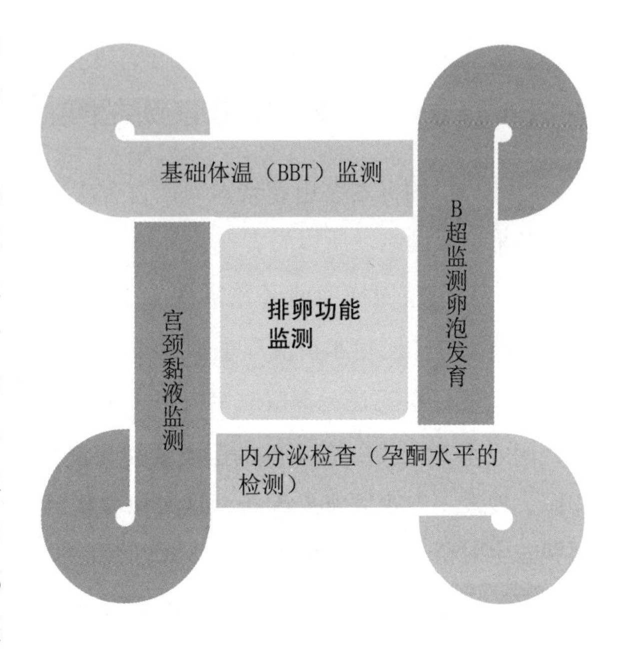

体温，观察体温变化的规律，判断排卵功能的方法。需要指出的是，基础体温是指睡眠6~8小时后，清晨醒来时不做任何活动所测得的体温。基础体温在排卵前期一直较低，排卵后即明显增高0.3~0.5℃，一直持续12~14天，后体温下降、月经来潮；如果体温升高持续超过16天，则提示有可能妊娠了。基础体温呈双相提示有排卵，绝经期妇女或摘除卵巢的妇女无双相提示。基础体温呈单相提示可能无排卵。

该监测方法比较简单，但容易受多种因素影响，比如睡眠时间充足与否、睡醒后是否活动等，临床常与其他监测方法配合使用。

（2）宫颈黏液监测：整个月经周期中，随着内分泌的变化，宫颈黏液的分泌也会有不同的变化。在月经周期的前半期，卵泡发育成熟前，宫颈分泌少量黏稠而不透明的黏液。随着卵泡发育的逐渐成熟，雌激素分泌增加，宫颈黏液变得稀薄、透明、清亮，如蛋清样，量也增多，稀薄的宫颈黏液利于精子的穿透，此时同房能提高受孕概率；排卵后，宫颈黏液变得黏稠，如胶冻状，提示已排卵。

该监测方法比较适用于月经规律、有规律排卵的备孕女性。月经不规律者，此方法不适用。因为其宫颈黏液的变化可能不典型，还是需要结合B超监测卵泡发育。同时，部分排卵正常或使用激素药物干预月经周期的女性，无明显宫颈黏液变化并不代表无排卵，可能与雌激素水平有关。

（3）B超监测卵泡发育：月经周期28~30天者，一般在月经周期第10天开始监测，观察卵泡直径的变化。在排卵前4天，卵泡直径平均每天增加 2~3 mm，在排卵前卵泡成熟至 18~25 mm，排卵后卵泡消失。连续监测可见卵泡在排卵前不断长大，当最大的卵泡消失时，提示发生排卵。月经周期不规律者，或月经周期非 30 天者，可以在下次月经来潮前 16~18 天开始监测卵泡，看是否有正常的排卵。备孕女性若首次监测卵泡发育，首选 B 超监测卵泡，尤其对于可能排卵异常或月经不规律者，B 超监测较其他方法更准确。

（4）内分泌检查（孕酮水平的检测）：整个月经周期中，孕酮在排卵前会有少量的分泌，排卵后孕酮水平开始升高，月经来潮前 1 周左右处于高峰值，可以在此时检测血孕酮。如果孕酮水平较高，则提示有排卵，黄体功能正常。

18. 月经规律就说明排卵正常吗？

这种说法并不正确。部分女性月经规律，却没有正常的排卵功能，这种现象被称为“无排卵月经周期”。我们知道，上次月经结束后，卵巢中的小卵泡就会开始发育长大，虽然不能成为优势卵泡或发育长大成熟，但小卵泡也会分泌少量的雌激素，子宫内膜在雌激素的作用下增生、变厚。当子宫内膜增厚至一定厚度，小卵泡闭锁，不能持续分泌雌激素，雌激素水平下降，增生的子宫内膜会因雌激素下降而出现剥脱、出血，月经来潮。如果有正常排卵月经，长大成熟的卵泡能适时顺利排出，并分泌孕激素，同时分泌一定量的雌激素，使子宫内膜发生增生期至分泌期的变化。如当月未受孕，黄体萎缩，则雌激素、孕激素撤退，子宫内膜剥脱、出血，月经来潮。临床上无排卵月经一般出现在内分泌紊乱的初期，随着病程的进展，月经周期开始紊乱，甚至出现异常子宫出血及其他内分泌紊乱疾病。

19. 卵子和精子是怎样进入输卵管的呢？

我们知道精子与卵子在输卵管相遇、受精，那么卵子是如何进入输卵管的呢？卵子从卵泡中排出后，由输卵管伞部拾取，捡拾主要靠输卵管系膜平滑肌的收缩，使输卵管伞部向卵巢排卵的部位移动。同时，输卵管伞部的平滑肌收缩，使伞部展开。此时，卵巢固有韧带收缩，卵巢沿其纵轴缓慢来回转动，使张开的伞部贴于卵巢表面，然后，通过输卵管肌层收缩所产生的负压和输卵管伞部纤毛，朝着输卵管腹腔口方向有力地同步摆动，促使卵子及其周围的卵丘细胞一起脱离卵泡，随卵泡液一起流向输卵管口。刚从卵巢排出的卵子表面黏性较强，可黏附在伞部的纤毛上，随纤毛的摆动移向输卵管口，进入输卵管，到达输卵管壶腹部，在此处与精子“会合”。

性生活时，精子排出，射入阴道，开始漫长的与卵子的“会合征途”。这支庞大的“队伍”中的精子，以每分钟 2~3 mm 的速度游动。精子进入阴道后，大部分会存于阴道后穹隆，分批游入宫颈，穿过稀薄的宫颈黏液，上行进入宫腔。游至宫角的精子，经输卵管的间质部，在输卵管蠕动及纤毛的摆动协同作用下，依次进入峡部、壶腹部，等待排卵后，与卵子“会合”。在这个过程中，精子在数量、形态结构、生化反应等方面都发生了很大的变化，最后仅有 300~500 个精子能够到达终点。

20. 受精是一个怎样的过程？

卵子与精子结合的过程称为受精，精卵结合后形成受精卵，受精过程约需 24 小时。当一个获能的精子进入一个次级卵母细胞的透明带时，受精过程即开始。雌原核和雄原核染色体的融合标志着受精过程的完成。

在这个过程中，会发生一系列的生理变化。卵子外周的放射冠细胞在输卵管黏膜和精液内的酶作用下分散，部分精子借尾部运动穿越放射冠细胞。精子顶体释放透明质酸酶和神经胶酶，消化卵子外周的透明带，并穿入透明带。精子细胞膜融合于卵细胞膜上，此卵称为受精卵。精子头部与卵子表面接触时，卵子细胞质内的皮质颗粒释放溶酶体酶，引起透明带结构改变，精子受体分子变性，阻止其他精子进入透明带，这一过程称为透明带反应。精子进入卵细胞后，尾部消失，头部膨大变圆，形成雄原核；卵细胞完成第二次减数分裂后，其细胞核形成雌原核。雄原核与雌原核接触，各自的核膜消失、融合，两性染色体在其后的合子分裂中混合、配对，受精宣告结束，一个新生命宣告开始。在受精过程中，形成一个二倍体细胞，恢复 46 条染色体，其中半数来自父方，半数来自母方。受精决定了胚胎的性别，核型为“46，XX”的受精卵，胚胎的性别为女性；核型为“46，XY”的受精卵，胚胎的性别为男性。

21. 受精卵是如何发育与着床的？

卵子受精后即开始有丝分裂，在输卵管的蠕动作用和输卵管上皮纤毛的推动下，向子宫方向移动，边移动边分裂，约 36 小时后分裂为 2 个细胞，72 小时后分裂成 16 个细胞，叫桑葚胚。在这个过程中，受精卵不断分裂，但体积不增大。桑葚胚进入子宫腔后，卵裂球很快增至 100 个左右，细胞分化更加明显。细胞间先是出现了一些小间隙，后融合为一个大腔，成为胚泡准备植入。胚泡可以分泌一种激素，帮助胚泡自己埋入子宫内膜。受精后第 6~7 天，胚泡开始着床，着床位置多在子宫上 1/3 处，植入完成意味胚胎已安置，并开始形成胎盘，标志着成功妊娠，胎儿的孕育开始了。

着床的要求也是很苛刻的，需要同时具备以下条件：①透明带消失。②胚泡内滋养细胞必须分化出合体滋养细胞。③胚泡和子宫内膜必须发育同步且功能协调，子宫有一个极短的敏感期接受受精卵。④孕妇体内有足量的雌激素和孕酮。

以上是受孕的整个过程，必备的条件包括：①卵巢排出正常的卵子。②精液正常，并含有正常精子。③卵子和精子能够在输卵管内相遇并结合成为受精卵。④受精卵顺利地被输送进入子宫腔。⑤子宫内膜已充分准备了适合受精卵着床的“沃土”。这些环节中有任何一个不正常，都可阻碍受孕，引起不孕，或胎停育等。

22. 排卵期同房后多长时间可以测出妊娠了？

医生在门诊上总会遇到一些小夫妻在问：“大夫，排卵后多久可以测出妊娠？”一般来说最早在排卵后 7~10 天，实验室检查血 HCG 能确诊是否妊娠。不过实验室检查相对比较麻烦，更多的时候并不太能够确定排卵时间，这时可以根据月经来潮的时间估算，月经该来潮而未至，可用尿妊娠试纸测试，这是比较简单的方法，准确率也比较高。如有条件，结合超声检查更为精准。

23. 何谓胚胎和胎儿的正常发育？

精子和卵子结合后形成受精卵，意味着新生命的开始。受精后的15~56天称为胚期；受精后第9周至胎儿出生称为胎期。

（1）妊娠各周胎儿发育的特征。

8周：胚胎长约3 cm，初具人形，头特别大，眼、耳、鼻、口已可辨认，早期心脏形成，有搏动，B超检查可以发现。

12周：胎儿身长7~9 cm，重约20g。外生殖器已发育，四肢有微弱活动，大多数骨骼已出现骨化中心。

16周：胎儿身长10~17 cm，重100~120 g。皮肤色红，光滑透明，有少量毳毛。骨骼进一步发育，X线检查可见骨骼阴影。外生殖器可辨男女。腹部检查可听到胎心音，孕妇可感到胎动。

20周：胎儿身长18~27 cm，重280~300 g。皮肤暗红，透明度减低，全身有胎脂，胎头占全身的1/3，有头发生长，开始出现吞咽活动。

24周：胎儿身长28~34 cm，重600~700 g。皮下脂肪开始沉积，皮肤有皱纹。

28周：胎儿身长35~38 cm，重1 000~1 200 g。全身细瘦，皮肤发红，上有胎脂，指（趾）甲未达到指（趾）端。女性阴唇已发育，大阴唇包藏小阴唇及阴蒂。因皮下脂肪少，面部皱纹多，形如老人。若出生，则能啼哭，会吞咽，四肢能活动，但生活力弱，需特殊护理方能生存。

32周：胎儿身长40 cm，重1 500~1 700 g。皮肤深红，面部胎毛已脱落，出生后适当护理可存活。

36周：胎儿身长45~46 cm，约重2 500 g。皮下脂肪多，面部皱纹消失，指（趾）甲已达指（趾）端。出生后能啼哭与吸吮，成活机会很大。

40周：胎儿发育成熟，身长约50 cm，重3 000 g左右。皮肤粉红，皮下脂肪发育良好，头发长2~3 cm。指（趾）甲已过指（趾）端。男性睾丸已降至阴囊内，四肢运动活泼，能大声啼哭，有强烈吸吮反射。

（2）胎儿附属物：主要有胎膜、胎盘。

胎膜：由绒毛膜和羊膜组成。外层为绒毛膜，内层为羊膜。胎膜可防止细菌进入宫腔，故早期破膜容易引起宫腔感染。

胎盘：胎盘是维持胎儿在宫腔内正常发育的器官，也是胎儿气体交换及消化、吸收、排泄的器官。其主要功能包括以下几个方面：①代谢功能。主要包括气体交换、营养物质供应、排出胎儿代谢产物。②防御功能。胎儿血与母体血之间由胎盘屏障相隔，对胎儿具有保护功能。③合成功能。胎盘能合成多种激素、酶及细胞因子，对维持正常妊娠有重要的作用。④免疫功能。胎盘既有母体的遗传物质，也有父体的抗原物质。

（3）脐带：连接胎儿和胎盘的管状结构。脐带外包光滑羊膜，内含黏液性结缔组织、脐动脉和脐静脉等。两条脐动脉将胚胎血液运送到胎盘绒毛血管，与绒毛间隙内的母体血进行物质交换，一条脐静脉将胎盘绒毛汇集的血液送回胎儿。足月胎儿脐带长 30~100 cm，平均长度为 55 cm，直径 1.5~2.0 cm。脐带长度和胎儿在羊水中的活动有关，胎儿活动多的，脐带一般较长。

> 脐带长度短于或等于 30 cm，为脐带过短。脐带长度等于或超过 100 cm，则为脐带过长。脐带过短或过长都可造成妊娠意外。

脐带是胚胎与母体进行物质交换的重要通道和唯一桥梁。脐带血将丰富的氧气和养料输送到胎儿体内，将代谢废物和二氧化碳送到胎盘，渗入母血排出体外。如果脐带长度短于或等于 30 cm，称为脐带过短，其发生率约为 1%。脐带过短可造成分娩困难，或引起胎盘早期剥离，或脐带血管断裂等，造成出血过多，后果严重。如果脐带长度等于或超过 100 cm，则为脐带过长。脐带过长容易缠绕胎儿颈部或肢体。脐带绕颈发生率约为 17%。绕颈最多可达 8 圈，可致局部发育不良，严重者可导致胎儿窒息或死亡，如脐带打结或受压致使血流受阻时，因缺氧可导致胎儿窘迫，甚至胎死宫内。

（4）羊水：是指妊娠时子宫羊膜腔内的液体。在整个妊娠过程中，它是维持胎儿生命和发育不可缺少的重要成分。在胎儿的不同发育阶段，羊水的来源也各不相同。在妊娠早期，羊水主要来源于母体血浆，也可通过未角质化的胎儿皮肤及胎盘表面的羊膜而产生；妊娠中期以后，羊水容量主要依靠胎儿肺液和尿液的产生来维持。

> 特别提醒：产前羊水检查可判断胎儿情况，诊断遗传性疾病、胎儿畸形、胎儿胎盘功能、胎儿成熟度和母子血型不合等。

妊娠前半期羊水澄清，后期因内含胎儿脱落的毳毛、皮肤细胞和胎脂，略显浑浊。随着妊娠月份增长，羊水量也增加，足月妊娠时羊水量为500~1 000 mL。羊水的作用：①能防止羊膜与胎儿体表相粘连，保护胎儿免受外来的伤害。②使胎儿周围环境温度保持相对恒定。③使胎儿在宫腔内能有一定限度的活动。④给胎儿一定的营养。⑤临产后羊水还可传导宫腔压力，促使宫颈口扩张。⑥破膜时羊水还有冲洗阴道的作用，可减少感染。羊水在胎儿的生长发育过程中起着至关重要的作用，羊水中的各种化学物质随妊娠进展而发生变化。由于羊水与胎儿有着密切的关系，故羊水能很好地反映胎儿的生理和病理状态。

胎停育病因

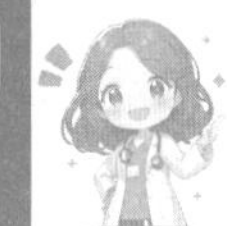

> 小王夫妇都是办公室文员，在结婚后的两年内，经历了两次妊娠，均在妊娠 40 多天时发生自然流产。夫妇两人都是 27 岁，平时无不良嗜好。经与周围的朋友交流，发现身边有不少类似情况，都是在妊娠 3 个月前发生胎停育，还有一些夫妇去医院保胎治疗，也没有保胎成功。现在小王夫妇一直避孕，不敢再受孕，怕再次出现胎停育。请问这是为什么？

近年来，胎停育的发生率逐渐增高，而且，胎停育有一定的复发概率，即再次出现胎停育。所以，发生胎停育之后，很多准妈妈伤心之余，更多的是疑惑和恐惧。疑惑的是，为什么会出现胎停育，实验室检查血 HCG 提示妊娠，B 超却迟迟不能见妊娠囊，妊娠就终止了；或 B 超可以看到妊娠囊，却迟迟未能见到胚芽及胎心，即仅有空囊，就出现自然流产；或 B 超看到胚芽和胎心，却突然胎心消失，胚胎萎缩。恐惧的是，下次妊娠，会不会还出现类似的情况，甚至反复出现。下面我们就来详细讲一讲如何去查找胎停育的病因。

胎停育的原因复杂，胎停育的时期不同，原因也有所差异。妊娠 12 周以前出现的流产，称为早期流产，其原因主要包括遗传因素、内分泌异常、生殖免疫功能紊乱及血栓前状态、子宫结构异常等。妊娠 12 周至 28 周的晚期流产多见于血栓前状态、感染、胎儿附属物异常（包括羊水、胎盘异常等），严重的先天性异常（如巴氏水肿胎、致死性畸形等）等。本书

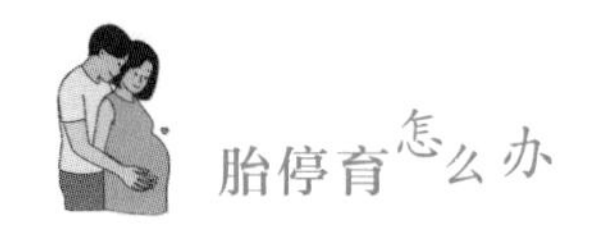

重点介绍孕早期的胎停育病因及防治。

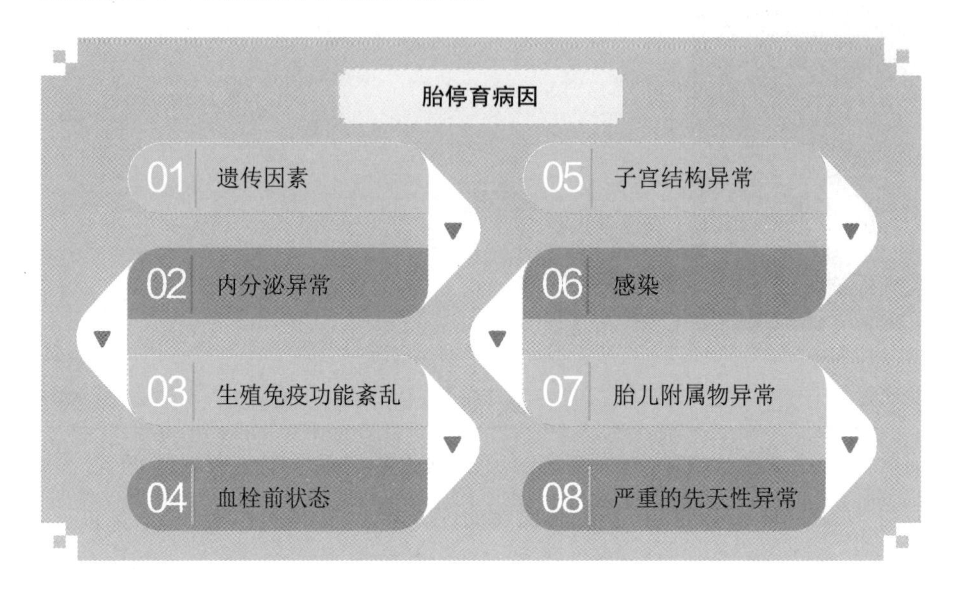

1. 什么是胚胎染色体异常？产生的原因有哪些？

胚胎染色体异常多是由胚胎发育过程中受到不良外界因素（药物、环境、射线等）作用，或是父母一方或双方染色体异常所致。胚胎染色体异常是导致复发性流产、智力低下、先天畸形、生长发育迟缓等疾病的重要原因之一。

人类的胚胎染色体异常发生率较高，由于优胜劣汰的自然选择，多数异常的胚胎不能着床，或是着床后会自行停止发育或自然流产。据统计，单次妊娠早期胎停育的原因有 50%~60% 是胚胎染色体异常。在配子形成及胚胎发育过程出现的随机错误事件而导致胚胎染色体异常，属自然淘汰过程，对下次妊娠无明显的增加流产的风险。但是，如果连续出现胎停育 2 次或 2 次以上，随着胎停育次数的增加，胚胎染色体异常发生率下降，也就是说，如果前次是因胚胎染色体异常导致的流产，那么再次发生胚胎染色体异常的可能性就会降低。

胚胎染色体异常最常见的为染色体数目异常，少部分为染色体结构异常。染色体数目异常可分为非整倍体和多倍体，最常见的异常核型为非整倍体三体，三体通常是母体减数分裂中染色体不分离导致的，常见于 13、16、18、21 和 22 号染色体；染色体单体多为夫妻 X 染色体丢失而出现的 X 性染色单体；多倍体（如三倍体或四倍体）中三倍体通常是双精入卵或卵子在母体减数分裂过程中不分离并直接受精而导致的，四倍体可能是由受精卵有丝分裂不分离所导致。随着母体年龄增加，胚胎染色体发生异常的风险增加，尤其是唐氏综合征，即三体综合征，表现为智力低下、具有特殊面容，并有多种先天畸形。

胚胎染色体结构异常可由内、外环境因素影响自发突变而成，包括不平衡易位、倒位等，因为这些染色体的结构异常，常伴有遗传物质的丢失，引起胚胎或胎儿致死性的病变。

2. 夫妻双方染色体异常有哪些？再次妊娠胎停育的风险有多大？

夫妻双方染色体异常主要为染色体结构的异常，一般可产生 3 种类型的子代：正常染色体、平衡结构异常染色体、不平衡结构异常染色体。不平衡结构异常染色体可导致胎停育、胎儿多发畸形或智力障碍等。夫妻双方染色体结构异常虽对本身不造成表型异常，但可以对生育的子代染色体产生影响，也就是常产生染色体异常的精子或卵子，形成染色体异常的胚胎。夫妻双方染色体异常常见的有易位、倒位等。

（1）易位：是指一条染色体的断裂片段重新接到另一条非同源染色体的臂上，包括平衡易位和罗伯逊易位等。

1）平衡易位：平衡易位携带者因遗传物质无明显丢失，一般不产生表型效应，表型及智力发育正常，但可能产生染色体不平衡的子代。理论上讲，平衡易位携带者可产生 18 种不同类型的配子，1 种是正常者，1 种是平衡易位携带者，16 种是异常者，其分别与正常配子结合成合子时，多因染色体不平衡发生流产、死胎等。平衡易位是一种常见的染色体结构异常，由 2 条非同源染色体发生交换后，基因型和表型均保持不变。

2）罗伯逊易位：分为同源染色体罗伯逊易位和非同源染色体罗伯逊易位。如果为非同源染色体罗伯逊易位携带者，可以产生 6 种配子，再次妊娠时，有 1/6 的概率生育正常者，有 1/6 的概率生育跟父亲或母亲一样染色体核型的携带者，另有2/3的概率是不能妊娠，或妊娠后胎停育、胎儿畸形等。如果为同源染色体罗伯逊易位携带者，可以产生2种不平衡配子，故受精卵分别为易位染色体单体或部分三体，单体胚胎与多数三体胚胎或胎儿会发生自然流产，即使少数胎儿能出生，也全部是三体综合征患者，这类夫妻生出严重染色体病患儿的风险概率高达100%，因此不宜生育。

> 理论风险概率：
>
> 平衡易位携带者，产生18种配子，1种是正常者，1种是携带者，16种是异常者。
>
> 非同源染色体罗伯逊易位携带者，产生6种配子，1种是正常者，1种是携带者，4种是异常者。
>
> 臂间倒位携带者，产生4种配子，1种是正常者，1种是携带者，2种是异常者。
>
> 实际上不能仅按理论概率分析，“运气”非常重要。

（2）倒位：指某一染色体发生两次断裂后，两个断裂点之间的片断旋转180°后重接，造成染色体上基因顺序重排的过程。同样没有遗传物质的丢失，个体一般不具有表型效应，但同样有产生异常配子的风险，导致出现胎停育等。倒位可以分为两种类型，即臂内倒位和臂间倒位。

倒位的风险与倒位片段长度呈负相关，倒位片段越短，则重复和缺失的部分越大，其配子和合子正常发育的可能性就越小，患者多表现为不孕不育及胎停育；若重复和缺失的部分小，虽不至于发生胎停育，但出生后胎儿畸形的可能性大。臂间倒位携带者可产生4种不同类型的配子：1种是正常者，1种是臂间倒位携带者，2种是重复或缺失不平衡者。同样，不平衡配子形成的个体可能会发生胎停育或胎儿畸形、不孕等生殖问题。也就是说，其孕育的下一代有1/4的概率是正常的胚胎，有1/4的概率是与父母一样的携带者（这种孩子长大后也会面临这种生育问题），另外1/2的概率是异常的胚胎，表现为胎停育或胎儿畸形等。

不过，以上染色体结构异常的风险均是基于理论分析而得，临床上在单次妊娠中并非完全按照以上概率出现。可能有的夫妻是平衡易位，第一次妊娠就碰到了好运气，生育了一个表型正常的孩子。但是，也有的夫妻是倒位，他们却没有这么幸运，连续经历4次胎停育后才碰上生育表型正常孩子的运气。所以说，这个概率的评估，不能仅按照理论概率来分析，还需要考虑到“运气”的因素。

3. 什么是染色体多态性？会不会引起胎停育？

染色体多态性又称异态性，是指正常人群中经常可见到的染色体形态或着色方面的各种微小变异。这种变异主要表现在同源染色体大小、形态或着色强度等方面的变异。传统认为这种染色体多态性一般无遗传信息传递，不引起表型异常，因而不具临床病理意义。多态性是可以遗传的，通常仅涉及一对同源染色体中的一个，如表现为染色体 D/G 组的随体增加、减少或重复（双随体），短臂的长短变异，1、9、16 号染色体着丝粒区的荧光强度变异，次缢痕区的加长或缩短等；Y 染色体长臂异染色质部分长度变异等。

近几年随着细胞遗传学的不断发展，临床资料的不断积累，关于染色体多态性对生殖的影响也有一定的争议，争议的焦点在于有观点推翻了以前的认识，认为染色体多态性就像身高或智商的正常范围内的差异一样，对后代没有影响，是一种正常的变化。目前，不少专家和学者认为，染色体多态性可能与不良妊娠有关。不良妊娠包括生育畸形、智力低下、染色体异常的胎儿及胎停育等。

> 染色体多态性是否会引起胎停育，医学界观点不一，但需慎重对待。

4. 胎停育后，为什么要做胚胎染色体检查？

发生胎停育后，可以建议患者进行胚胎染色体检查。

如果胚胎染色体正常，再次妊娠前则需要双方完善胎停育的相关病因筛查，进行针对性治疗后再次受孕，妊娠后严密监护，及时给予必要的保胎治疗，确保优质的胚胎正常生长。

如果胚胎染色体异常，建议夫妻双方进行染色体检查。如果夫妻一方染色体异常，则考虑胚胎染色体异常与父母染色体异常有关，需要找专科医生进行遗传咨询，评估再次妊娠时出现胚胎染色体异常的风险概率及再次生育的方式。如果夫妻双方染色体正常，则胚胎染色体异常与自身突变有关。生殖细胞在进行减数分裂及夫妻双方生殖细胞结合的时候都有可能出现差错，导致胚胎染色体出现异常。

一般来说，染色体异常以偶发的居多。经过系统病因筛查及积极保胎治疗后仍再次出现胎停育时，胚胎染色体的检查非常有必要，如胚胎染色体异常，则提示此次胎停育为优胜劣汰，前期的病因筛查和治疗方案可能没有问题；如果胚胎染色体正常，就需要进行更完善的病因筛查及更系统的治疗，以免再次出现妊娠后胎停育。

5. 如果夫妻一方染色体异常，再次妊娠可以选择哪些受孕方式？

如果夫妻一方染色体异常，再次妊娠时可以选择自然受孕，也可以选择辅助生殖，即在进行胚胎植入前遗传学检测后，选择染色体正常的胚胎移入宫腔受孕。任何一种受孕方式都是有风险的。自然受孕的话，可能会出现连续多次的胎停育，甚至胎儿畸形，并且要求妊娠中期行经腹羊膜腔穿刺术（羊水穿刺），抽取羊水，检查胎儿的染色体是否正常，从而决定胎儿的存与留，这样孕妇就可能会多次面临清宫术，甚至引产，遭受巨大的精神及身体伤害。如果选择辅助生殖技术，如试管婴儿，可以运用先进的医学技术，挑选染色体正常的胚胎移入宫腔受孕，相对自然受孕来说，这种受孕方式可以减少多次流产、清宫术或引产带来的精神和身体的伤害。但是，试管婴儿也存在一些问题。如果移植嵌合体胚胎，怀孕后或者产前需要进行绒毛膜绒毛吸取术或羊膜腔穿刺术，以进一步排除胎儿染色体异常的风险。

> 特别提醒：自然受孕、试管婴儿，各有利弊，要根据身体条件等，由夫妇双方商议后再做决定。

总之，再次怀孕受孕方式的选择，需综合染色体异常的类型、夫妇双方自身身体条件等因素，由夫妇双方商议后确定。

6. 如果夫妻一方染色体异常，受孕后是否需要保胎治疗？

如果是试管婴儿，选择了染色体正常的胚胎的话，当然需要严密监护妊娠，并给予一定的保胎治疗，不能让宝贵的胚胎因为其他因素发生胎停育。

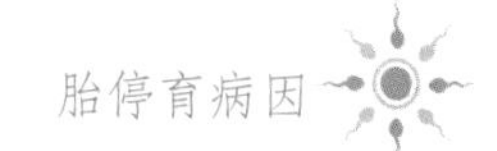

但如果是自然受孕的话，保还是不保，确实很让人纠结。夫妻染色体异常，就意味着妊娠后胚胎染色体异常的风险是有的，甚至可能风险很大，如果妊娠后就积极保胎治疗的话，就可能会有过度治疗的问题。也就是说，胚胎异常，仍在积极保胎治疗，为之后的清宫术、引产增加了难度，还对孕妇的精神和身体造成了伤害。但是，如果很幸运的是染色体正常的胚胎的话，严密监护妊娠或积极保胎治疗，就会降低正常胚胎因为其他不良因素而出现胎停育的概率，从而保住这个非常难得的胚胎。

曾有一对夫妇，第一次妊娠生育一个女儿，女儿身体很健康，但之后连续妊娠 3 次，均出现胎停育。接诊后，夫妇完善了相关项目检查后发现，女方为染色体平衡易位携带者，男方染色体检查及其他各项检查均正常。从概率来说，由于女方为染色体平衡易位携带者，单次妊娠生育表型正常孩子的概率只有 1/9，但是他们很幸运，第一胎就赶上了 1/9 的好运气，只是后来，好运气没有再继续，连续出现了 3 次胎停育。经过与夫妻双方沟通，二人商议后决定不再生育，因为经济条件不是很好，而且已经有一个健康的女儿。

另有一对夫妇，女方妊娠 2 次，均出现胎停育。接诊后，双方完善了相关项目检查，男方染色体核型为染色体平衡易位，女方染色体检查及其他各项检查均正常。与夫妻双方慎重沟通，女方已经有 2 次胎停育，再次妊娠出现胎停育的风险也很大，同时告知其可以选择的受孕方式。夫妇商议后，考虑到经济问题，决定继续自然受孕，最终在再次经历了第 3 次胎停育后顺利分娩一个健康的女婴。

还有一对夫妇，女方妊娠 4 次，均出现胎停育。接诊后，双方完善了相关项目检查，女方染色体核型为染色体罗伯逊易位，男方染色体检查及其他各项检查均正常。与夫妻双方慎重沟通，女方已经有 4 次胎停育，再次妊娠出现胎停育的风险也很大，同时告知其可以选择的受孕方式。夫妇商议后，决定选择辅助生殖技术受孕。

从上面的案例看出，同是夫妻染色体异常，但是每个家庭的具体情况不同，做出的选择也不尽相同。作为医生，我们尊重夫妻双方的任何决定，做出最适合自己的决定就是最好的决定。

7. 染色体异常的夫妻，妊娠后应注意哪些问题？

染色体异常的夫妻选择自然受孕方式的话，一定要在妊娠中期进行产前诊断，也就是行羊水穿刺，检查胎儿的染色体核型，确保胎儿的染色体核型正常，以减少胎儿出生缺陷的发生。

染色体多态性对生育的影响，目前尚存争议。我们的观点是，当发现此类染色体时，建议携带者的父母一同检查染色体，如果该染色体是由父亲或母亲遗传而来，而父母无生育问题，则提示该染色体没有问题，可以正常生育；如果染色体核型与父母的不一致，则提示染色体的变化是自身突变，有可能会对生育产生不良的影响，需要进行遗传咨询。

8. 怎样判断黄体功能不足？

黄体功能不足的判断可以通过基础体温的测量及实验室检查血孕酮水平来进行。

- 基础体温双相型，但高温相小于 12 天，或高低温差小于 0.3℃。
- 排卵后第 5、7、9 天，实验室检查血孕酮水平低于正常生理值。妊娠早期，实验室检查血孕酮水平低于 79.5 nmol/L（25 ng/ml）（连续监测 2 次以上）。

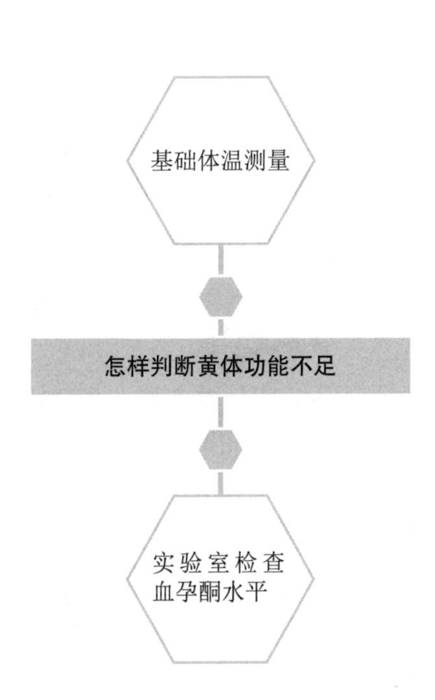

9. 黄体功能不足会引起胎停育吗？

胚胎的着床及继续发育依赖于复杂的内分泌系统彼此协调，任何一个环节失常都可能引起胎停育。胚胎早期发育的时候，有三个重要的激素水平需要动态监测，分别是雌二醇、孕酮、β-HCG。作为母体来讲，如果自身的内源性激素不足，满足不了胚胎发育的需要，就有可能造成胎停育。

其中最常见的是黄体功能不足，黄体功能不足可造成子宫内膜发育迟缓和黄体期短，从而影响胚胎的种植，或早期妊娠流产。除此以外，其他腺体功能的异常，如甲状腺功能异常、高血糖、高雄激素血症及高催乳素血症等，均不利于胚胎发育，都有可能引起胎停育。

> 黄体功能不足：
>
> 可造成子宫内膜发育迟缓和黄体期短，影响胚胎的种植。
>
> 会出现腹痛、小腹下坠、阴道出血等流产的先兆症状，甚至导致胎停育。

黄体功能不足在临床上比较常见，4%~6% 的育龄妇女存在黄体功能不足的情况，25%~40% 的胎停育源于黄体功能不足或伴有黄体功能不足。孕酮是维持早期妊娠的重要激素，孕酮可避免胚胎受到母体的排斥，还可降低子宫平滑肌的兴奋性，促使其肌纤维松弛，降低催产素对子宫的影响，减少子宫收缩，使胚胎能在一个“舒适的温床”上生长发育，是能够保护胎儿的一种重要激素。在妊娠的早期，孕酮水平相对稳定，并且不随妊娠时间的增加而发生较大的变化。如果黄体功能不足，会出现腹痛、小腹下坠，甚至阴道出血等流产的先兆症状，不利于胚胎发育，甚至导致胎停育。

10. 哪些疾病可能引起黄体功能不足？

黄体功能不足可由黄体分泌孕激素不足而引起，也可以由其他多种因素或疾病引起，如高催乳素血症、多囊卵巢综合征等。

（1）高催乳素血症与黄体功能不足：高催乳素血症是指外周血清催乳素水平持续高于正常值的一种内分泌疾病。黄体细胞中存在催乳素受体，高催乳素会抑制颗粒细胞黄素化及类固醇激素的产生，影响孕激素的合成与分泌，从而导致黄体功能不足和卵子质量下降，致使胚胎不易着床，或着床后容易停止发育。因此，如果妊娠前发现高催乳素血症，一定要积极治疗，经治疗后的高催乳素血症患者的受孕率会明显提高，胎停育也会明显改善。

（2）多囊卵巢综合征与黄体功能不足：多囊卵巢综合征是育龄期女性常见的内分泌疾病，发病率 5%~10%。大量研究显示，多囊卵巢综合征患者受孕后发生早期流产和妊娠糖尿病的概率明显高于正常妇女，早期胎停育的发生率可高达 30%~50%，较普通孕妇增加 3~4 倍。血浆黄体生成素水平的升高、高雄激素血症、胰岛素抵抗、纤维蛋白溶解（简称“纤溶”）机制受损的病理变化会引起卵子质量下降、黄体功能不足、卵泡与子宫内膜发育不同步、宫腔微环境不好等，影响胚胎的着床及发育，出现胎停育。多囊卵巢综合征的患者除了存在受孕率低的问题，还存在受孕后胎停育的风险，所以，多囊卵巢综合征患者一定要积极进行妊娠前调理，妊娠后严密监护，针对性保胎治疗，这能明显降低不良妊娠的风险。除此以外，整个妊娠期需要定期检测血糖、血脂、血压等水平，防止中晚期妊娠并发症的发生，减少胎儿发育异常及出生缺陷的风险。

> 多囊卵巢综合征患者受孕率低下，受孕后胎停育率高。应妊娠前积极调理，妊娠后严密监护。

11. 甲状腺疾病会引起胎停育吗？

孕期甲状腺功能异常可能会影响胚胎发育。甲状腺功能异常主要包括甲状腺功能减退症（简称“甲减”）、甲状腺功能亢进症（简称“甲亢”）及甲状腺自身抗体阳性。

甲减：甲减是由于各种原因引起甲状腺素合成、分泌或生物效应不足，导致全身新陈代谢降低及各系统功能减退的内分泌疾病。甲减会增加育龄女性不孕的概率。孕产期甲减如果没有得到有效的治疗，会增加妊娠高血压、流产、早产、低体重儿甚至死胎的发生风险，孕产期亚临床甲减（是指患者无任何临床表现，但血液循环中促甲状腺激素升高，伴有或不伴甲状腺激素的异常）也同样会增加妊娠不良结局的风险。

甲亢：甲亢是由于血中甲状腺素过多，作用于全身各组织所引起的一系列临床综合征。孕产期没有得到良好控制的甲亢或亚临床甲亢与妊娠高血压、流产、早产、低体重儿、胎儿宫内生长受限、死产、甲状腺危象及充血性心力衰竭相关。

甲状腺自身抗体阳性：甲状腺自身抗体阳性是孕产期发生甲减的主要原因，如果没有得到有效的治疗，除了会增加流产、早产等发生的风险，还可能危害后代的神经智力发育。

所以妇女一旦发现怀孕，无论备孕期甲状腺筛查结果是否异常，均应在妊娠早期进行甲状腺疾病筛查，以便及时发现并干预，降低不良妊娠结局的风险。筛查结果如有异常，需要请专科医生诊治。

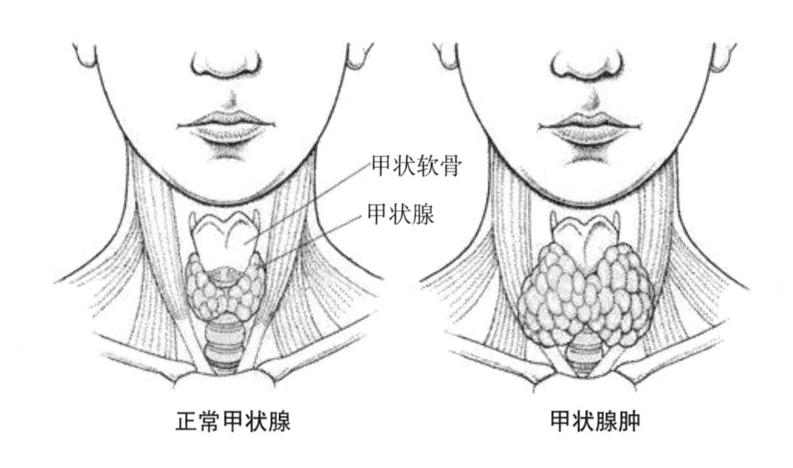

12. 高血糖会不会引起胎停育？

研究显示，妊娠早期高血糖可影响胚胎发育，导致妊娠早期胚胎发育落后，并增加胎停育及胚胎畸形的风险。如果血糖控制比较好，胎停育发生率与正常人群无异，如果血糖控制不好，胎停育的发生率可高达15%~30%。妊娠中晚期还会引起胎儿生长受限；孕妇高血糖会使胎儿长时间处于高糖环境中，生长加速，胎儿畸形的发生率增加，并引起胎儿高胰岛素血症，出生后立即中断糖的供给，易发生低血糖；肥胖会使胎儿肺成熟延迟，增加了新生儿肺透明膜病（新生儿呼吸窘迫综合征）的发生率。所以，整个妊娠期都需要关注血糖水平的情况，并及时干预。

特别提醒：整个妊娠期都需要关注血糖水平的情况，必要时及时干预。

13. 妊娠糖尿病的诊断标准是什么？

我们要了解糖尿病的诊断标准：①有糖尿病症状，并且随机血糖 ≥ 11.1 mmol/L。②空腹血糖 ≥ 7.0 mmol/L（空腹是指至少 8 小时未进食）。③口服葡萄糖耐量试验 2 小时血糖 ≥ 11.1 mmol/L。

符合上述标准之一的患者，须在另一天重复上述检查，若仍符合三条标准之一者即诊断为糖尿病。

若妇女妊娠前血糖正常，可在妊娠 24~28 周及以后进行口服 75g 葡萄糖耐量试验，正常情况下，空腹及服糖后 1 小时、2 小时的血糖值分别低于 5.1 mmol/L、10.0 mmol/L、8.5 mmol/L，只要有其中一项血糖值达到或超过上述标准即可诊断为妊娠糖尿病。

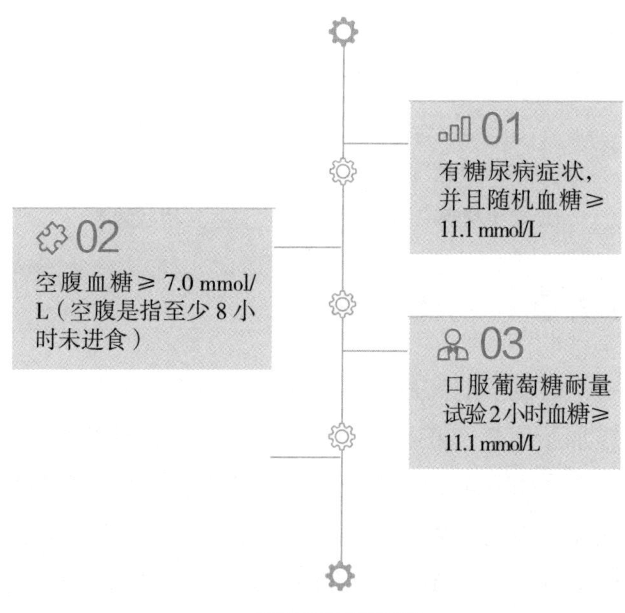

糖尿病诊断标准

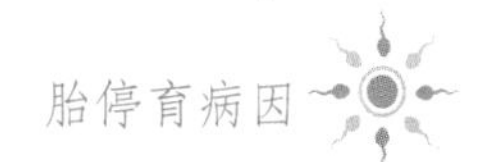

14. 妊娠糖尿病和糖尿病合并妊娠是一种疾病吗？

这二者是有区别的。①妊娠糖尿病。是指妊娠前血糖正常，妊娠后才发生的糖尿病，随着分娩的结束，绝大多数患者血糖可恢复正常，少部分孕妇分娩后血糖不能恢复正常，转为糖尿病。它的发生是从妊娠中期开始，由于胎盘分泌的雌激素、孕激素、人绒毛膜促性腺激素进行性升高，且这些激素具有胰岛素拮抗作用，从而导致妊娠糖尿病。②糖尿病合并妊娠。是在原有糖尿病的基础上合并妊娠，也就是说妊娠前糖尿病就已经存在了，分娩结束后糖尿病仍持续存在。

不管是妊娠糖尿病还是糖尿病合并妊娠，都表现为准妈妈血糖升高，均属于高危妊娠，妊娠期间母婴发生各种并发症的概率远远大于非糖尿病孕妇，围生期母婴死亡率明显增加，故应引起高度重视。

15. 高血糖对孕妇及胎儿的不良影响有哪些？

（1）对孕妇的影响：主要有以下几种。

1）导致流产及早产：妊娠早期高血糖可导致胚胎发育异常，以及流产、早产等。

2）继发感染：患有糖尿病的孕妇抵抗力较弱，比非糖尿病的孕妇更容易并发感染，比如阴道炎、尿道炎、产褥感染、手术切口感染等。

特别提醒：高血糖对孕妇、胎儿均十分不利！妊娠前及妊娠期需严密监控血糖水平。

3）易发生难产、滞产及产后出血：因高血糖导致巨大胎儿发生率高，加之糖尿病导致子宫收缩乏力，故易引起难产、产道损伤、产程延长或产后出血。

4）羊水过多：其原因可能与胎儿高血糖等致胎尿排出增多有关。而羊水过多会加重孕妇的心肺负担，导致孕妇心肺功能不全。

（2）对胎儿的影响：主要有以下几种。

1）胎儿围生期死亡率增加：可能是糖尿病导致胎盘功能障碍及供氧减

少，而妊娠后期胎儿对氧需求量增加，故导致胎儿围生期死亡率增加。

2）巨大胎儿出生率高：孕妇高血糖容易造成胚胎过度发育，形成巨大胎儿（胎儿出生体重＞4 000 g），巨大胎儿往往导致难产、剖宫产概率增高、胎儿死亡率增加。

3）胎儿畸形：妊娠前3个月是胎儿器官形成的关键时期，这个阶段如果血糖控制不好可导致胎儿畸形，尤其是神经系统和心血管系统的畸形，如脊柱裂、脑积水、先天性心脏病等。

4）新生儿肺透明膜病：由于高血糖刺激，胎儿胰岛素分泌增加，则易形成高胰岛素血症。这种病可拮抗糖皮质激素促进肺泡Ⅱ型细胞表面活性物质合成及释放，使胎儿肺泡表面活性物质产生及分泌减少，胎儿肺成熟延迟，导致新生儿肺透明膜病发病率较高。

5）新生儿低血糖：新生儿脱离母体高血糖环境后，高胰岛素血症仍存在，若不及时补充糖，则易发生低血糖，严重时可危及新生儿生命。母亲血糖越高，新生儿发生低血糖的概率越大。

6）新生儿黄疸：孕妇发生糖尿病后，可导致胎儿在宫内缺氧，并使胎儿体内的促红细胞生成素增加，引起红细胞增多症。患有红细胞增多症的新生儿，由于其体内大量的红细胞被破坏，容易发生新生儿黄疸。

所以，在妊娠前及妊娠期都应严密监控血糖水平。

16. 哪些人易患妊娠糖尿病？

有下面几种情况的孕妇易患妊娠糖尿病：①身体肥胖或超重。②高龄孕妇，尤其是35岁以上的孕妇。③有糖尿病家族史者。④曾出现过不明原因的胎停育、胎儿畸形等情况。⑤曾分娩体重大于4 000 g的胎儿。⑥胰岛素功能异常者。

17. 子宫发育异常会引起胎停育吗？

子宫是胎儿生长发育的场所，子宫发育异常是生殖器官畸形中常见的一种，其可能对胚胎发育产生不良影响。子宫内膜如果太薄或太厚，都会影响子宫内膜的容受性，不利于胚胎着床及生长。由子宫发育异常引起的胎停育占 10%~15%，常见的有子宫畸形、子宫腔粘连、子宫肌瘤、子宫腺肌病、子宫内膜息肉，子宫内膜炎等。

（1）子宫畸形：是一种先天性疾患。主要包括单角子宫、残角子宫、双子宫、纵隔子宫及双角子宫等。其中纵隔子宫最常见，由于纵隔部位内膜发育不良，对甾体激素（类固醇激素）不敏感，血液供应差，胎停育的发生率显著高于正常孕妇。单角子宫是指子宫只有一侧发育，另一侧未发育或未完全发育。单角子宫的血管、神经分布异常，子宫宫腔狭小，容易导致胎儿生长受限、胎膜早破、子宫收缩乏力，甚至子宫破裂等。虽然半数以上的单角子宫合并残角，但残角子宫妊娠罕见，且一旦破裂，易发生致命性大出血。双子宫是指女性拥有两个独立的子宫，并附有各自的输卵管，各具功能，亦常伴有双阴道。双子宫一般被认为是两个正常子宫的组合，通常不影响妊娠，然而，在某些情况下，双子宫可能导致早产或胎位不正。双角子宫是指子宫呈两个角的形状，类似于心形。双角子宫可能导致先兆流产、早期流产和胎位不正。

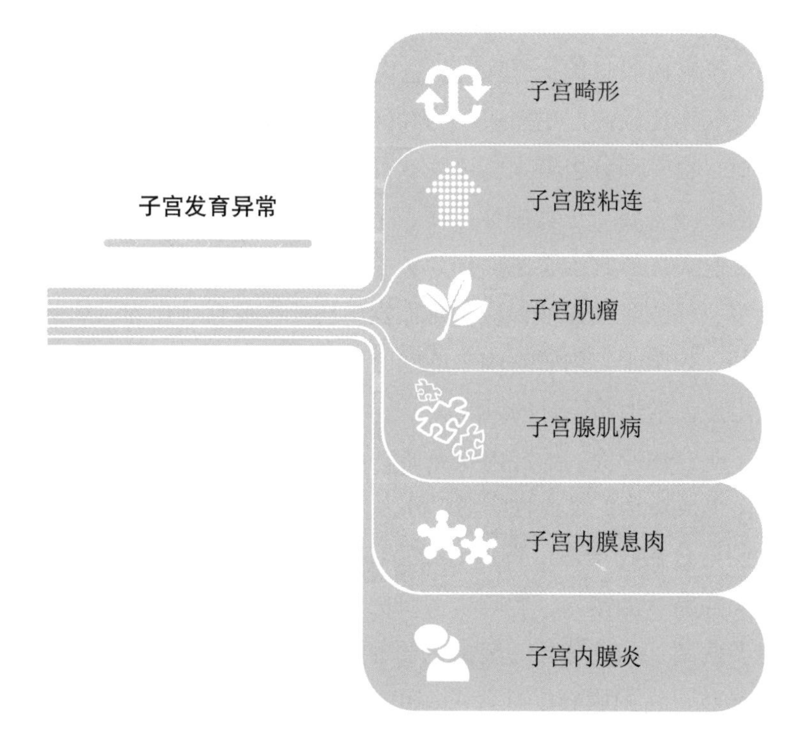

（2）子宫腔粘连：主要由子宫腔创伤、感染或胎盘组织残留引起子宫腔粘连及纤维化。子宫腔粘连的子宫宫腔内膜减少、子宫壁纤维化，导致妊娠后胚胎供血不足，阻碍了正常蜕膜化和胎盘种植，胚胎着床后，就像种子种入“盐碱地”，土壤没有丰富的营养，而且不利于种子“扎根”，易引起胎停育。除此以外，中度或重度子宫腔粘连会造成子宫腔容积缩小、子宫腔硬化、子宫肌层韧性及伸展性下降，不适于胎儿生长，引起胎停育。

（3）子宫肌瘤：子宫肌瘤体积如果过大，使子宫腔形态发生改变，则不利于受精卵的着床和生长发育；同时，子宫肌瘤瘤体种植于子宫黏膜层或靠近黏膜层，子宫内膜功能异常，或影响局部子宫内膜的脉管结构，都会引起血液供应减少，导致缺血和静脉扩张、蜕膜化不同步、种植异常及激素改变，也会引起胎停育。如胚胎于此处着床，子宫肌瘤可能会干扰胎盘的正常形成及胎盘循环的完善而引起胎停育。

（4）子宫腺肌病：是子宫内膜腺体和间质侵入子宫肌层引起的病变。常同时合并子宫内膜异位症或子宫肌瘤。研究证实，子宫腺肌病导致机体发生复杂的免疫改变，这些免疫改变可能影响卵泡质量和排卵等，易导致胎停育。

（5）子宫内膜息肉：子宫内膜息肉是妇科常见、多发的子宫内膜良性疾病，发病率比较高。主要表现为经间期出血、月经过多、经期延长或不规则出血，也有部分患者无临床症状，仅是在体检时发现。子宫内膜息肉对妊娠的影响主要与子宫慢性炎症、子宫反复出血、胚胎种植异常及子宫异常收缩有关。子宫内膜息肉作为宫腔异物可能影响子宫收缩，加之息肉蒂部狭窄，导致息肉血液供应不足而发生坏死、变性、出血，影响胚胎着床及生长。如果子宫内膜息肉未能及时处理而受孕，可能出现妊娠早期阴道少量出血，增加胎停育的风险。

（6）子宫内膜炎：子宫内膜充血、水肿，有炎性渗出物，严重者内膜坏死脱落形成溃疡的炎症性病变。分为急性和慢性两种。其症状有下腹痛、发热、阴道分泌物增多，查体时子宫体有压痛，镜下见大量白细胞浸润。严重时炎症向深部侵入，影响子宫肌层。子宫内膜微生物感染是子宫内膜炎的主要病因，如链球菌、金黄色葡萄球菌、大肠杆菌等的感染。子宫内膜炎会导致子宫内膜容受性降低，可能影响胚胎着床成功率，导致流产、

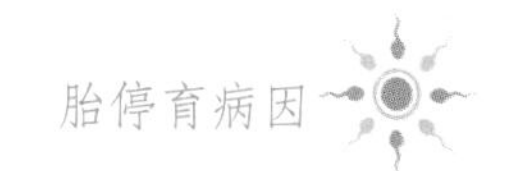

胎膜早破、宫内感染等妊娠相关疾病。

18. 子宫内膜越厚越容易妊娠，子宫内膜薄就不容易妊娠吗？

这个说法不完全准确。子宫内膜就像植物生长所需要的土壤一样，“肥沃”的程度直接影响胚胎的着床，一般来说，受孕当月，适宜的子宫内膜厚度更利于胚胎着床，过薄或过厚都不是最佳的状态。而且，质量好的子宫内膜并非仅仅表现为子宫内膜的厚度，子宫内膜的增厚及相应的变化还需要与囊胚的着床同步，且功能协调，否则也不利于受孕。除此以外，要求女性体内有较高的雌孕激素水平，以增加子宫内膜对胚胎的接受能力，以及子宫平滑肌的稳定性，为胚胎发育提供一个良好的“温床”。

19. 子宫后位容易不孕吗？

子宫位置无论是前位、后位，或是平位，都是正常的，并不能决定受孕能力。也就是说，后位子宫不一定就受孕能力低下，前位子宫也不一定就受孕能力强。所以说，子宫后位容易不孕的说法是没有依据的。

> 子宫前位、后位、平位，均为正常。子宫后位容易不孕的说法是没有依据的。

20. 引起胎停育的免疫性因素有哪些？

近年来研究发现，免疫性因素是引起胎停育的主要原因之一，对于发生 2 次或 2 次以上胎停育者来说，更是如此。免疫性因素主要包括同种免疫和自身免疫性疾病。

（1）同种免疫：主要是指封闭抗体，很多医院都能检测。医学认为，胚胎是父母的遗传物质的结合体，属于同种异体移植物。妊娠后，母体会产生一种封闭抗体来维持体内免疫平衡，其能帮助母体识别来自父方的抗原，防止母体免疫系统将胚胎作为异物来攻击，从而维持正常妊娠。如果母体封闭抗体不足，母体就不能识别来自父方的抗原，继而引发母体免疫系统对胚胎的攻击、排斥，导致胎停育。

（2）自身免疫性疾病：指机体产生的自身抗体、自身反应性淋巴细胞及细胞因子攻击自身正常细胞和组织，导致组织器官损伤及其功能障碍的一类原发性免疫性疾病。如抗磷脂综合征，是一种获得性的血栓形成疾病，血液循环中存在对抗阴离子磷脂蛋白复合物的自身抗体，包括抗心磷脂抗体、抗 β_2 糖蛋白Ⅰ抗体和狼疮抗凝物等，可能引发血管内皮损伤、血小板聚集，导致血栓形成，进而影响胎盘的供血和胎儿发育，使胚胎因缺血而停育。除了抗磷脂综合征，其他自身免疫性疾病如系统性红斑狼疮、干燥综合征、类风湿关节炎、系统性硬化症及未分化结缔组织病等，也与流产、死胎、早产、胎儿生长受限等不良妊娠结局相关。

张女士，26岁，2023年10月，以“胎停育1次，停经39天，阴道少量出血1天”为主诉就诊。末次月经为2023年9月14日，平素月经规律，周期为30天，经期5~6天，月经量、色均正常，无血块，偶有痛经。查血HCG值与孕周相符，经B超检查，提示宫内早孕、单活胎，双侧子宫动脉未见明显异常，诊断为先兆流产，给予低分子量肝素及中药等保胎治疗。因患者有胎停育病史，停经天数与上次胎停育时间相近，又出现先兆流产征象，经过进一步检查，发现“元凶”是抗磷脂综合征。经过积极治疗，最后顺利分娩。这是一个因自身免疫异常所导致的胎停育病例。

21. 什么是血栓前状态？会引起胎停育吗？

近年来国内外研究发现，胎停育与血栓前状态之间有着密切联系，尤其是发生2次或2次以上胎停育者，血栓前状态是重要的致病因素。血栓前状态是指由多种因素引起的凝血、抗凝及纤溶系统功能失调或障碍的一种病理过程，血栓前状态可分为遗传性和获得性。遗传性血栓前状态主要包括凝血因子V突变、蛋白C及蛋白S缺陷症、活化蛋白C抵抗和凝血酶原基因突变等；获得性血栓前状态主要包括抗磷脂综合征、获得性高同型半胱氨酸血症及机体存在的引起血液高凝状态的疾病。血栓前状态具有易导致血栓形成的多种血液学改变。就像是种庄稼的土地，如果质地比较坚硬，甚至含有石块，则会影响植物根部对营养的吸收，导致植物枯萎。人类也是如此，非妊娠时，正常人体的凝血、抗凝和纤溶系统处于协同、制约的动态平衡状态中；而在妊娠期间，各凝血因子浓度及蛋白 C、蛋白 S 水平等变化导致凝血功能障碍，易发生病理性高凝状态，形成血栓前状态，可直接导致胎盘组织出现血栓倾向、胎盘纤维蛋白沉积等，使胎盘供血量减少，导致胎停育。

血栓前状态常见的实验室血液检测指标有：血小板聚集率、全血黏度、凝血相关因子、抗凝血因子、交联纤维蛋白降解产物、组织型纤溶酶原激活物、纤溶酶原激活物抑制物 -1（PAI-1）、纤溶酶原降解产物、蛋白 C 活性、蛋白 S 活性等。

22. TORCH 感染会引起胎停育吗？

TORCH 感染是一组以病毒为主的微生物感染，包括弓形虫、其他微生物（如微小病毒、带状疱疹病毒、梅毒螺旋体、风疹病毒、巨细胞病毒和单纯疱疹病毒等）。大多数 TORCH 感染母亲没有临床症状，但对胎儿和新生儿却有潜在危害，微生物能通过胎盘或产道引起宫内感染，造成流产、死胎、胎儿宫内发育迟缓或畸形，及新生儿先天性感染等。所以，妊娠前优生检查中，弓形虫、风疹病毒、巨细胞病毒、单纯疱疹病毒等应作为妊娠前常规筛查项目。

TORCH

T 指弓形虫，R 指风疹病毒，C 指巨细胞病毒，H 指单纯疱疹病毒，O 指其他

近年来，许多研究表明支原体、衣原体感染也可能与胎停育有关，所以支原体、衣原体的检查也应作为妊娠前常规筛查的项目。

23. 引起胎停育的不良外在因素有哪些？

> 引起胎停育的不良外在因素：
> X线、微波、噪声、超声、高温等物理因素；铅、汞、镉、铬等重金属；二硫化碳、麻醉气体、口服抗糖尿病药等化学药物；雾霾、甲醛等。

在胚胎发育初期，胚胎对药物和环境等外在因素的影响极为敏感，此时各种有害因素都有可能导致胚胎的损伤，甚至丢失。环境因素可直接作用于中枢神经及内分泌调节系统，引起生殖激素分泌紊乱，出现胚胎发育异常。造成流产的环境因素多种多样，包括X线、微波、噪声、超声、高温等物理因素，均可影响受精卵着床或直接损害胚胎而导致流产。铅、汞、镉、铬等重金属具有生殖毒性及胚胎毒性，可导致流产风险增加，诱发胎儿畸形或胎停育。各类化学药物，如二硫化碳、麻醉气体、口服抗糖尿病药等可一定程度上损害生殖功能，致胎停育、胎儿畸形、胎儿发育迟缓等。还有雾霾、甲醛等都会对早期胚胎产生不利的影响，增加胎停育的风险。

> 5年前曾诊治一位患者，28岁的小丽，2年内怀孕3次，但都在怀孕55天左右胚胎停止发育而流产。夫妻双方虽然进行了全面系统的检查，但均没有发现异常。经过详细询问得知，夫妻二人都在油漆厂工作，我们分析可能与接触油漆中重金属铅等有关，建议他们辞掉工作，调理半年后再次备孕，之后了解到1年后再次怀孕，并顺产1男婴。
>
> 备孕或妊娠的女性要尽可能避免接触从工厂排出的废水、废气、废渣等，不要使用不合格的汽油，不染发、焗油等（有些劣质汽油中含有铅，染发剂中含有铅、汞、砷等重金属）。

24. 孕妇的不良行为习惯会引起胎停育吗？

孕妇的不良行为习惯，如饮食不规律、吸烟、酗酒、吸毒、熬夜、过度饮用咖啡等，均可影响胚胎发育。除此之外，不良的心理刺激如过度紧张、焦虑、恐惧、忧伤等均可引起流产，增加胎停育的风险，孕妇的负面情绪还可能通过神经递质传递给胎儿，影响胎儿的神经系统发育。

25. 叶酸水平低会引起胎停育吗？

在妊娠期间，胎儿生长使快速分裂细胞的总数增加，导致机体对叶酸的需求增加。叶酸摄入不足可能引起血清叶酸浓度降低，进而导致红细胞叶酸浓度降低，同型半胱氨酸浓度升高，产生胚胎毒性，引起胎停育。同时，在妊娠早期（12 周内的妊娠）的叶酸补充可以预防胎儿神经管缺陷，所以叶酸的适量补充对预防胎停育及优生很重要。尤其对发生 2 次或 2 次以上胎停育者，不仅要检测血清叶酸水平，还要检测叶酸代谢相关基因，以排除因叶酸代谢障碍引起的胎停育。

> 妊娠期母体对叶酸需求增加，适量补充叶酸非常必要。
>
> 发生 2 次或 2 次以上胎停育者，需检测血清叶酸水平和叶酸代谢相关基因。

26. 什么是维生素 D？维生素 D 缺乏会导致胎停育吗？

维生素 D 是一种类固醇激素，其主要作用是调节钙、磷的吸收和参与骨矿代谢。但近年研究表明，维生素 D 在母体妊娠相关疾病的发生与预防方面也发挥着重要作用。有资料证实，38.4% 的中国妊娠期妇女维生素 D 缺乏，22.2% 的不良妊娠结局与维生素 D 缺乏有关。其中维生素 D 缺乏相关的妊娠期母体疾病包括复发性流产、妊娠糖尿病、先兆子痫等。

那么对于备孕或已怀孕的女性，如何补充维生素 D 呢？首先要在医生指导下，服用一些补充维生素 D 的药物；其次，可以适量喝牛奶、吃鸡蛋黄及深海鱼类等；最后，多晒太阳也有助于体内维生素 D 的合成。

27. 为什么妊娠前检查正常，妊娠后仍会出现胎停育？

这就需要先了解什么是妊娠前检查。妊娠前检查是指通过检查备孕夫妻双方的身体健康情况，来判断孩子“可以要”，还是“不能要”；“现在就能要”，还是“疾病治愈后再要”，并提醒某些女性妊娠后要做特殊的检查。妊娠前检查主要包括健康体检、生殖系统及优生相关项目检查。如果这些检查都正常，一般建议备孕。但这些检查只是筛查一些发生率高、简单且费用不高的项目，是针对普通人备孕前的常规筛查。引起胎停育的原因有很多，如内分泌因素、免疫因素、子宫异常、染色体异常、TORCH 感染、环境因素等，因此，妊娠前检查不等同于胎停育的风险筛查，只有出现胎停育，才会建议做进一步详细检查，以明确胎停育的病因，并进行针对性治疗。所以说，妊娠前检查结果正常不代表不会出现胎停育。

> 妊娠前检查是常规筛查，一些胎停育病因的检查项目不在其中。

28. 妊娠前检查项目与胎停育病因的检查项目有哪些区别？

妊娠前检查项目与胎停育病因的检查项目是不一样的。妊娠前检查包括妇科检查，支原体、衣原体检查，血常规，血型，肝功能，生殖系统及 TORCH 等常规检查项目。而胎停育的病因相当复杂，检查项目较多，具体的检查项目有：夫妻双方染色体，叶酸代谢相关基因，叶酸水平，血小板凝聚功能，自身免疫抗体，性激素，甲状腺功能，封闭抗体，子宫内膜，抗磷脂抗体，凝血功能，男方精液分析，精子脱氧核糖核酸（DNA）完整性等。胎停育病因的检查项目具有针对性，是在妊娠前检查基础上的进一步检查。

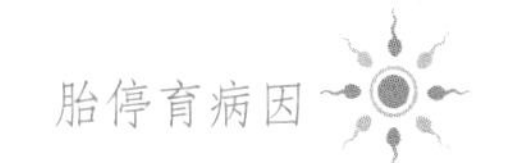

29. 发生胎停育后，病因检查项目都一样吗？

发生胎停育后，病因常规检查项目是一样的，但是随着胎停育次数的增加，相关项目检查就会更完善、更具有针对性，即便如此，仍有部分胎停育原因不明。胎停育的原因主要有 5 个方面：①生殖内分泌的问题。即是否有内分泌异常，比如黄体功能不足、雄激素增多、高催乳素血症、甲状腺功能异常等。②生殖免疫的问题。如抗磷脂综合征、系统性红斑狼疮、干燥综合征、未分化结缔组织病、其他结缔组织病等。如果这些疾病相关抗体出现问题，也会遏制胚胎的发育。③子宫的问题。比如子宫畸形（单角子宫、双角子宫、双子宫、子宫纵隔等）、子宫腔粘连综合征、宫颈功能不全，还有子宫肿瘤等均可导致胎停育。④染色体的问题。父母任何一方染色体异常都有可能导致胎停育。比如染色体易位（平衡易位、罗伯逊易位）、缺失、倒位等。⑤胎儿的问题。比如胎儿畸形、染色体异常等。

胎停育病因复杂，检查项目多、费用高，医生会根据患者情况采取个性化的诊疗方案。

30. 高龄女性发生胎停育后需要做更多的检查吗？

有研究表明，女性在 37.5 岁时的生殖能力相较于 25 岁降低了 50%，40 岁以后，生殖能力直线下降。高龄女性与适龄女性相比，要承担更多的风险，胎停育的风险也更大。随着年龄的增长，卵子老化，卵子的质量下降，胚胎染色体异常率明显增加，除此以外，还有内分泌异常、子宫异常，子宫内膜质量或宫腔环境质量都会下降，而且高龄女性的全身性疾病也较年轻女性发生率高，这些因素都增加了胎停育的风险。所以，高龄女性胎停育病因的检查需要更完善、更详细。

高龄女性生育方面可能存在的问题：卵子老化、内分泌异常、子宫异常、宫腔环境质量下降等。

31. 男性精子质量检查异常与胎停育有关吗？

精子质量是体现男性生育能力的最重要、最直观的指标之一，精液分析是临床上最常用、最基本的检查。男性精子质量的优劣与胎停育有一定的相关性。有研究对比了胎停育组男性和生育正常组男性的精子质量，发现胎停育组男性精子的活动力、浓度及正常形态百分比远低于生育正常组的男性精子，这表明精子质量异常可能是胎停育的原因之一。

32. 胎停育后再次备孕，常规的优生检查是否还要重新做？

胎停育后再次备孕，是否需要重新进行常规的优生检查具体要看与上次检查间隔的时间。如果超过 3 个月，有些项目就要重新检查，比如说支原体、衣原体检查，TORCH 检查。但是有些项目不需要重复检查，比如说染色体检查，因为这个检查结果是终生不会变化的。

33. 精子形态检查异常会引起胎停育吗？

精子形态检查是将液化后的精液涂片后染色，在显微镜下观察精子的形态特征，计算正常形态精子的百分比。正常精子头部呈椭圆形，无头部、颈部、中段和尾部的缺陷。异常形态的精子可出现各种缺陷，如头部的异常形态（大头、小头、锥形头、梨形头、无定形头、双头等），颈或中段缺陷（肿胀的中段、弯曲的中段和异常薄的中段等），尾部的异常形态（短尾、无尾、双尾、卷尾和断尾等）。根据《世界卫生组织人类精液检查与处理实验室手册》（第 5 版）有关精子形态学的评估标准，精子正常形态率的参考值下限为 4%。也就是说，如果射出精液中正常形态精子百分率低于 4%，或异常形态的精子百分率高于 96%，则可诊断为畸形精子症。导致异常形态精子的主要原因有感染、损伤、睾丸应激反应、内分泌紊乱、化学药物以及遗传因素等。另外，乙醇（酒精）、烟草、慢性中毒等也是引起精子形态异常的重要原因。异常形态精子穿越透明带的能力和与卵子

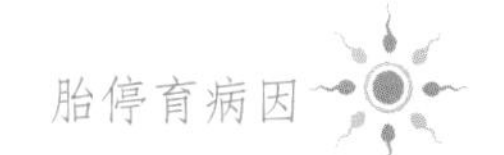

结合的能力远远不及正常的精子。另外，精子头部携带了大量的遗传物质，异常形态精子所含的遗传物质必然不完整，精子顶体中所含有的顶体酶或顶体素有所缺失，会导致受精成功率降低。相关研究表明，流产患者的丈夫正常形态精子百分率明显下降。在复发性流产患者丈夫的精子形态学分析时，发现其异常形态精子明显增多，特别是头部形态异常，因此表明精子的头部形态异常时，往往严重影响受孕，导致患者不育。而精子尾部形态异常时，仅仅影响精子活动情况。精子顶体存在，有自然受孕的可能，可以形成受精卵，但由于本身存在精子畸形，受精卵发育异常，所以发生胎停育的概率明显增加。

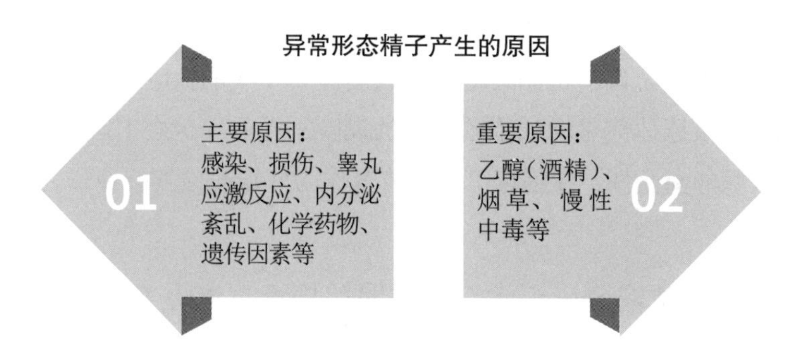

34. 精子 DNA 完整性异常会引起胎停育吗？

常规的精液分析能够从精子浓度、精子活动力和精子形态等方面反映精子质量，但是其在精子功能的评价方面价值有限，不能直接反映精子受精能力和对胚胎发育的影响。近年来的研究表明，精子 DNA 完整性与精子活动力、精子形态及精子功能有显著相关性，并且可以影响受精卵的分裂以及胚胎的发育。精子 DNA 是遗传信息的载体，精子 DNA 完整性对种族的繁衍具有重要意义，但是精子生成过程中，染色质的浓缩异常、受损精原细胞的凋亡异常、环境毒物以及不良的生活习惯都会造成精子 DNA 损伤。有学者对反复自然流产组丈夫和正常生育对照组丈夫的精子 DNA 完整性进行了检测，并对研究对象的精液进行了常规分析。研究结果表明，反复自然流产组丈夫的精子 DNA 完整性显著低于正常对照组，而且反复自然流产组丈夫的精子浓度和精子活动力也显著低于正常对照组，但是精子 DNA 完整性受损是不是导致精子浓度和精子活动力下降的原因尚不清楚。我们在门诊上经常会遇到这样一些反复自然流产的患者，精子质量挺好，但是一查精子 DNA 完整性就有问题。因此精子 DNA 完整性受损或精子 DNA 碎片率增高，可能也是造成胎停育的原因之一。

35. 精液支原体、衣原体感染会引起胎停育吗？

大量证据表明女性支原体、衣原体感染是导致胎停育的重要原因之一。而通常是男性先感染支原体及衣原体，再将其传染给女性伴侣，引起女方免疫系统反应，对子宫内的胚胎造成损害或干扰，同时也可能干扰保护胚胎的自体免疫系统调节机制，进而导致胎停育发生的概率增加。所以说感染支原体、衣原体只是增加了胎停育的风险，并非一定会引起胎停育。为了夫妻妊娠的安全性，在临床上通常将其作为妊娠前检查的项目之一。

36. 男方精液分析正常，就说明胎停育与男方无关吗？

男方精液分析是对男性生育能力的最基本评估，精子质量越好，受孕的概率越大。但是，精液分析正常并不能说明胎停育与男方无关，往往男方的因素易被人们忽略。以下就从几个方面说明男方因素对胎停育的影响。①遗传因素。由染色体的数目或结构异常所致的胚胎发育不良，是引起胎停育的常见病因。在早期妊娠自然流产中，染色体核型异常的发生率高达 60%~70%（流产胎儿染色体异常占 50%~60%，夫妻一方

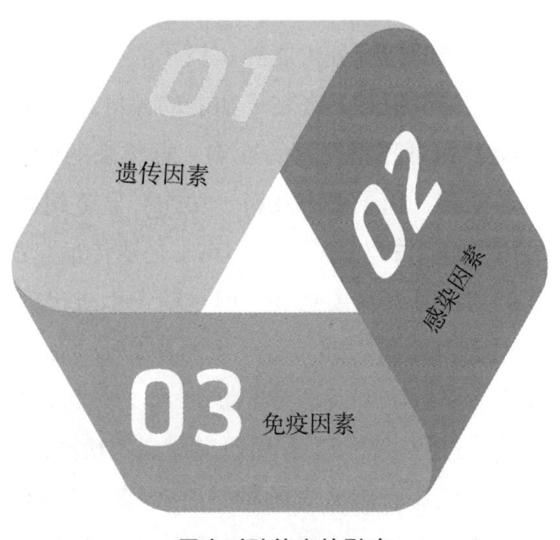

男方对胎停育的影响

或双方有染色体异常的约占10%）。②感染因素。据临床观察，男性菌精症占10%~15%。男性无症状的生殖道感染者精液中，含有一定数量的细菌、病毒、衣原体、支原体等，这些病原体的感染可削弱女性的孕育能力而导致胎停育。③免疫因素。当男性体内存在抗精子抗体时，这种抗体会将精子误判为外来异物进行攻击。它可使精子发生凝集，严重影响精子的活力，使其游动能力下降，难以顺利与卵子结合。即便成功受精，抗精子抗体也可能干扰胚胎的早期发育进程，致使胚胎发育异常，最终增加胎停育的发生风险。因此建议胎停育后，也应重视排查男方原因。

37. 血型不合是否会引起胎停育？

血型不合对胎儿的不良影响一般出现在妊娠4个月后。如果夫妻双方血型不合，胎儿就可能从父亲身上遗传获得母亲所缺少的血型抗原，具有这种血型抗原的红细胞一旦进入母体，母体会产生抗体，而这种抗体可经

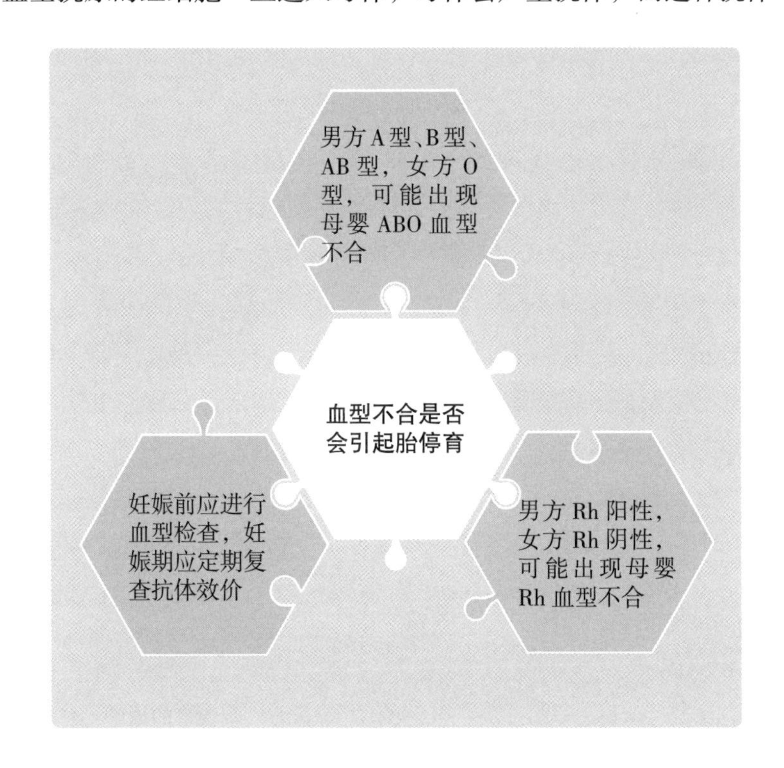

胎盘进入胎儿体内，就会引起胎儿的红细胞被破坏而发生溶血。如果在宫内出现严重的溶血症，就会导致胎停育。常见的主要是 ABO 血型不合或 Rh 血型不合。如果男方是 A 型、B 型或 AB 型血，而配偶是 O 型血，妊娠时就可能出现母婴 ABO 血型不合；如果男方是 Rh 阳性,而女方是 Rh 阴性,就有可能出现母婴 Rh 血型不合的情况。虽然不是所有血型不合的夫妻都会引发新生儿溶血症，但为了避免这种情况的发生，还是要提高警惕，夫妻双方一定要在妊娠前进行血型检查，并且在妊娠期要定期复查抗体效价。

胎停育预防与调治

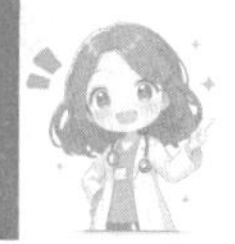

1. 如何判断胎停育？

（1）胎停育的症状：①母体的妊娠相关变化逐步消失，如基础体温下降等。②早孕反应减弱或消失，如恶心、呕吐的症状减轻，乳房发胀的感觉减弱或消失。③阴道出血，出血量或多或少，伴有小腹下坠疼痛（像月经来潮的痛经症状）、腰骶酸痛不适。

（2）B 超诊断胎停育的标准：①头臀长度≥ 7 mm 且无原始心管搏动。② 妊娠囊平均直径≥ 25 mm 且未见胚芽胎心。

（3）还有几种情况需要高度警惕：①头臀长度＞ 5 mm 且未见原始心管搏动。②妊娠囊平均直径为 16~24 mm 且无胚胎。③距末次月经≥ 6 周后未见胚胎。④空羊膜（可看到羊膜与卵黄囊毗邻但无胚胎）。⑤卵黄囊直径 5~7 mm。⑥妊娠囊较胚胎小，妊娠囊平均直径和头臀长度差距＜ 5 mm，即妊娠囊增长的速度小于胚胎增长的速度。

> 胎停育主要依据B超检查诊断，但母体也有相应的症状改变，如妊娠相关变化消失、早孕反应减弱、阴道出血等。

以上均是对胎停育诊断的指标，但由于临床病情的复杂性，以及检验技术的准确性和医师的专业水平差异，对胎停育的诊断常常需要联合多个检查指标，以防止误诊，并避免盲目保胎。

2. 胎停育一般易发生在什么时候？

胎停育多发生在妊娠早期，主要在妊娠的前 3 个月内。在这期间，根据胚胎发育的时期，常见以下 3 种情况：① B 超未见妊娠囊，此时胎停育称为生化妊娠。② B 超可见妊娠囊，却迟迟未能见卵黄囊及胚芽回声，为空囊。③ B 超可见妊娠囊与胚芽，未见胎心或可见胎心，但过一段时间复查时胎心消失。所以，整个妊娠早期，要时时提高警惕，定期复查 B 超及实验室检查血 HCG 水平，做好早期妊娠监护。

3. 哪些是胎停育的高危人群？

🌷 既往有过胎停育史的备孕女性。胎停育的发生除了偶然因素外，还存在很多必然因素，这些因素有可能会在再次妊娠中成为引起胎停育的病因，尤其是发生 2 次或 2 次以上胎停育者，其致病原因可能更多、更复杂，那么再次妊娠后胎停育的风险也更大，所以，这些人群还是胎停育的高危人群。

🌷 夫妻双方家族中有胎儿出生缺陷史者，或直系亲属中有胎停育史者。如果双方家族中有胎儿出生缺陷史的，提示自身也有可能会携带某些缺陷基因，或是存在某些可能引起胎停育的因素，比如环境、饮食习惯、生活习惯等，需要提高警惕。如果直系亲属有胎停育史，一定要明确原因，排除染色体的问题。因为部分异常染色体（比如染色体平衡易位、罗伯逊易位、倒位等）携带者，虽自身没有病理性临床表现，但会引起生育功能异常。

🌷 年龄大于 35 岁的女性或年龄大于 45 岁的男性。随着年龄的增长，精子或卵子都会因为老化而质量下降，从而降低胚胎的质量，尤其是年龄大的女性，除卵子质量下降的问题外，还常有内分泌异常、子宫异常、子宫内膜质量或宫腔环境质量下降的问题，增加了胎停育的风险。所以，年龄大的女性或男性都是胎停育的高危人群。

🌷 体重过重或过轻的女性。这类女性一般多存在脂代谢异常，脂代谢异常可以引起内分泌异常，直接影响卵子质量和体内激素的分泌，不适宜胚胎的生长发育，从而引起胎停育。

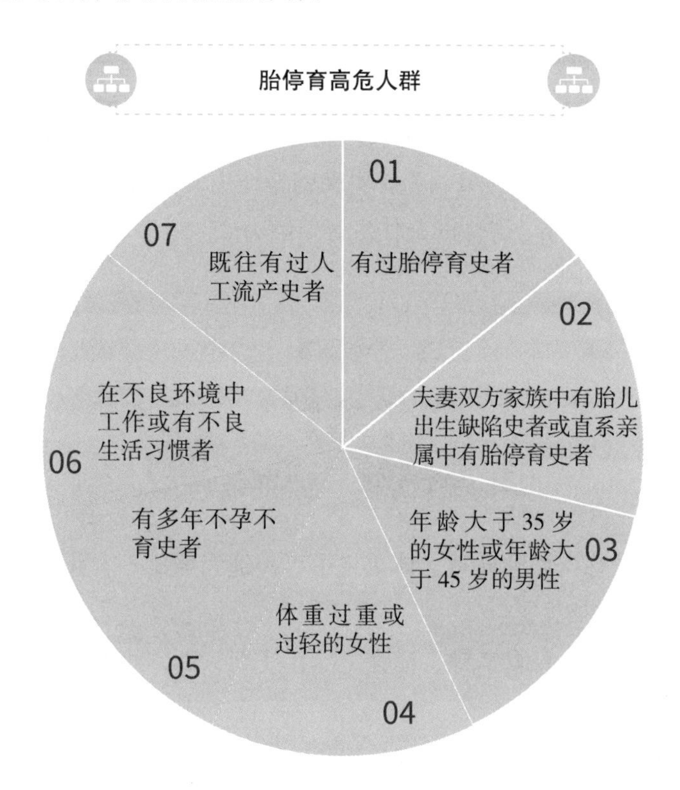

有多年不孕不育史者。大量的临床研究发现，有多年不孕不育史的夫妇妊娠后胎停育的风险比普通夫妇胎停育的风险明显更高。因为多年的不孕不育提示机体可能存在部分致病因素，妊娠后，这种致病因素则有可能成为引起胎停育的主要病因。所以，多年不孕不育的人群也是胎停育的高危人群。

在不良环境中工作或有不良生活习惯者。研究已经证实，甲醛、辐射等对精子、卵子或胚胎有致畸的影响。烟酒对妊娠的不良影响也是很明确的。因此，长期在含有甲醛、辐射等环境中工作的备孕夫妇或长期大量吸烟、饮酒的夫妇也是胎停育的高危人群。

既往有过人工流产史者。意外妊娠后，很多人会选择手术流产或药物流产，这可能会引起宫腔损伤或内分泌异常，增加再次妊娠胎停育的风险。

4. 夫妻双方如何做孕前准备才能降低胎停育的发生率？

提倡到达法定婚龄时，要及时婚育。科学研究表明，生育能力随年龄增长而呈递降趋势。一般认为，女性的最佳生育年龄为23~30岁，35岁时生育能力降低50%；男性的最佳生育年龄为25~35岁，随着年龄的增长，精子质量会逐渐下降。

孕前准备

适龄婚育、加强锻炼、合理饮食、心情愉悦、讲究卫生、医生指导用药、身体保健、优生项目检查等

加强锻炼，调整体重。体重过重者，适当减肥；体重过轻者，需增加营养，适当增加体重。

合理饮食。忌食辛辣、油腻之品，戒烟、酒，饮食多样化，营养均衡化。

保持心情愉悦，减轻心理负担。

讲究卫生，远离不洁性生活，避免生殖道的感染。备孕前进行TORCH、支原体、衣原体检查等。居住环境要清新舒适，尽量避免居住在空气污染严重的地方，新装修的房屋暂缓居住，要避免对生育有影响的各种物理因素（如X线、微波、噪声、超声、高温等）和化学因素（如二硫化碳、麻醉气体、口服抗糖尿病药等）。尽可能少接触或不接触宠物，因为宠物容易携带病菌，如果在妊娠时经常接触宠物，则有可能感染病菌，从而影响胎儿。

备孕期间，尽量减少不必要用药，如需服用药物，必须在专科医生指导下进行。

做好婚前、孕前、孕早期的身体保健工作是优生的重要手段，也是预防胎停育的关键。有反复自然流产史或家族有类似病史及胎儿出生缺陷史者，应做好孕前遗传咨询，完善相关遗传学筛查。

孕前完善相关优生项目检查。若出现异常及时查找病因，在医生的

指导下，先接受针对性的治疗及调理，然后再受孕。一般孕后需要继续接受保胎治疗，直至超过既往胎停育的时间 2 周以上，并在医生的指导下逐渐停药。

◎ 孕后，前 3 个月不能同房；减少剧烈活动，静心养胎，如有腹痛或阴道出血的症状，立即到医院检查并治疗。

总之，因为胎停育原因复杂，常常是多种因素相互影响，所以一定要严格做好婚前检查；要认真接受孕前教育，进行遗传咨询；孕期定期检查。胎停育后要及时去医院终止妊娠，防止胚胎滞留引起宫内感染，同时做好终止妊娠后的护理。

5. 胎停育的后遗症有哪些？如何预防这些后遗症的发生？

胎停育发生后，可能会产生很多后遗症，主要有继发性不孕症、异位妊娠、再次胎停育等。下面详细谈一谈，为什么会出现这些后遗症，以及如何去避免这些后遗症的发生。

当孕妇不幸被确诊为胎停育后，第一步需要做的就是在医生的指导下终止妊娠，可药物流产或手术流产。千万不要盲目地认为药物流产就一定是损伤最小的。药物流产和手术流产都各有利弊，具体如何选择，一定要多听医生的建议。一般来说，如果妊娠囊不大，胎停育时间不长，子宫屈度不大，既往有过药物流产史且药物流产很彻底，则可以考虑药物流产，但需注意的是，药物流产较手术流产宫腔残留的风险更大。如果胎停育时间较长，妊娠囊偏大，采用药物流产不容易完全排净，宫腔残留物长时间滞留在宫腔，会增加宫内感染或盆腔感染的风险，损伤子宫内膜，继而引发输卵管炎症、粘连，导致继发性不孕症或异位妊娠。而药物流产后再次进行手术流产，无疑增加了盆腔感染的风险，同时增加了子宫内膜的损伤，破坏了“土壤”的质量。子宫内膜过薄、宫腔免疫环境的紊乱，则成为再次妊娠后新的致病因素，增加了再次胎停育的风险。

同时，药物流产或手术流产后的护理也同样重要。大致有以下几点：

◎ 药物流产或手术流产后需要常规口服 3~5 天消炎药以预防潜在的盆腔感染，最好能配合服用一些益气活血祛瘀的中药或中成药，帮助宫腔瘀血、蜕膜组织排出及子宫修复，促进身体恢复。

🌷 注意休息。虽然不需要绝对卧床休息，但要减少不必要的活动，尤其是不要从事重体力劳动，休息 3 天后，逐渐增加活动量，以减少宫腔积血残留的发生。注意防寒保暖，尽量避免接触冷水，不吃生冷食物，尤其是冷饮。

🌷 注意加强营养。多吃些鱼类、肉类、蛋类、豆类制品等蛋白质丰富的食物和富含维生素的新鲜蔬菜，有助于受损子宫内膜的早日修复，忌食辛辣、油腻食物，防止产生内热，预防炎症发生。

🌷 保持外阴清洁。流产后一个月内严禁同房、盆浴、游泳等。人工流产后子宫口还没有完全闭合，子宫内膜也有一个修复的过程，在这段时间内要特别注意保持外阴部的清洁卫生，内裤要勤洗勤换。

🌷 坚持做好避孕。人工流产后卵巢和子宫功能逐渐恢复，卵巢按期排卵，如果不避孕，很可能会再次妊娠。因为胎停育后至再次妊娠前，需要针对前次胎停育的病因完善检查，并进行规范治疗，充分准备后才能受孕，否则可能会再次出现胎停育。所以，人工流产后，应及早选择可靠的避孕措施。

胎停育后遗症主要有继发性不孕症、异位妊娠、再次胎停育等。

药物流产或手术流产后的护理非常重要，应预防感染、注意休息、加强营养、保持外阴清洁、做好避孕。

6. 胎停育后需要避孕多久才能再次妊娠？

胎停育终止妊娠后，很多患者会问下次妊娠什么时候比较合适，很多医生基于不同的考虑会给出很多答案：3 个月、6 个月，或 1 年等。我们认为 3~6 个月比较合适。主要是基于三点：① 3~6 个月的时间可以产生一批新的精子、卵子。纠正不良习惯后，3~6 个月的时间足以产生一批新的质量比较好的精子、

胎停育后一般避孕 3 ～ 6 个月比较合适，具体情况需听医生意见

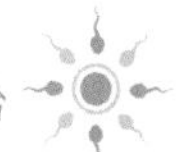

卵子，可减少因胚胎质量问题而引起的胎停育。②一般胎停育病因治疗及调理以 3~6 个月为 1 个疗程，而且 3~6 个月的时间，自身的内分泌及子宫可以充分恢复，除非是病因非常复杂者，可以酌情推迟受孕时间。③胎停育后可能会引起潜在的炎症，推迟受孕时间有可能会增加继发性不孕症的风险，这个临床比较常见。胎停育后因担心过早妊娠增加胎停育的风险，1 年后才备孕，但发现久久不能受孕，输卵管检查提示输卵管阻塞，这时又需要重新解决输卵管问题。所以，避孕不需要间隔过久，不然会增加继发性不孕症的风险。当然，具体仍需根据个人情况而定，以主治医生的意见为准。

7. 胚胎染色体异常能预防吗？怎样做才能降低胚胎染色体异常的风险？

李某夫妇曾生育一女儿，现已 3 岁，身体健康。再次妊娠到 50 天时，发生胎停育，李某夫妇认为可能是妊娠前准备不足所引起的。翌年夫妻双方完善相关优生项目检查，包括夫妻双方染色体检查，均没有发现异常。但妊娠 60 天时再次发生胎停育，在医生的建议下，行胚胎染色体检查，结果提示胚胎染色体异常。夫妻双方很困惑，胚胎染色体异常能预防吗？再次妊娠前要如何做？

如果胚胎染色体检查为异常，而夫妻双方染色体没有问题的话，则说明此次胎停育可能是偶然现象，也就是说，胚胎自身发育过程中出现异常而引起胎停育。即便如此，再次妊娠前仍需要做充分的准备，减少其他潜在因素引起的胚胎异常导致的胎停育，或正常胚胎的胎停育。

再次妊娠前，在医生的指导下完善相关优生项目检查，尤其是年龄超过 35 岁者及计划生育二胎者。

远离高温及有辐射的环境，避免接触农药、油漆、重金属等。雾霾天气减

> 不宜养猫、狗等宠物。猫、狗等宠物身上可能携带病毒、细菌等，应减少或杜绝接触。
>
> 应在“三好”（身体好、心情好、环境好）的状态下妊娠。

少室外活动，外出时最好佩戴防雾霾口罩。不宜养宠物，因为小猫、小狗等宠物身上可能携带病毒、细菌等，对妊娠有不良影响，而一般的检查不容易查出，所以，备孕期间要减少接触宠物。保持心情舒畅，减少心理负担，不要过度地担心和恐惧，不良的情绪也会影响机体的内分泌功能。备孕期间养成良好的生活习惯，戒烟酒，不熬夜，平衡膳食。

总之，要在“三好”（身体好、心情好、环境好）的状态下妊娠，才能将胎停育发生的可能性降到最低。

8. 前次胚胎染色体异常，此次妊娠需要注意什么？

胚胎染色体异常是胎停育的重要原因，这种类型的胎停育其实是自然界优胜劣汰的结果，无须干预，即使努力保胎也很难成功。如果胚胎染色体异常，那么子代的健康将会无法得到保障，子代可能会患有唐氏综合征、18 三体综合征等染色体异常疾病，给孩子和家庭带来巨大的痛苦和负担。一般来说，胚胎染色体异常不能通过药物的干预使其变为正常，没有调理的价值。但对下次备孕具有一定的指导价值，可以通过夫妇双方的细胞核型分析来明确是否存在染色体异常，为下一步的治疗提供参考依据。还要注意尽可能减少环境因素所致的胚胎染色体异常。

9. 胚胎染色体异常的原因有哪些？

胚胎染色体异常主要源于两个方面：一方面可能由父或母传递而来，即由遗传导致；另一方面可能是在卵子或精子形成过程中，或受精卵卵裂过程中新发生的染色体突变，其影响因素包括电磁波污染、大气污染、环境污染、放射线污染、滥用药物等。另外，对于年龄较大的夫妇，内分泌紊乱也易导致胚胎染色体异常。

（1）物理因素：人们生活环境中的各种辐射，包括天然辐射和人工辐射，都是潜在的危险因素。长期暴露在辐射环境中或过多的 X 线照射易导致染色体异常。

（2）化学因素：人们在日常生活中接触到的各种各样的化学物质会通

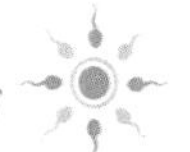

过饮食、呼吸或皮肤接触等途径进入人体，引起染色体畸变。

（3）生物因素：当以病毒处理培养中的细胞时，往往会引起多种类型的染色体畸变，包括断裂、粉碎化和互换等。

（4）母龄效应：随着女性年龄的增长，在体内诸多因素的影响下，卵子可能发生许多衰老变化，影响成熟分裂中同对染色体间的相互关系和分裂后期的行动，促成了染色体间的不分离。当然，男方年龄增大也是重要因素之一。

（5）遗传因素：父或母传递而来，即由遗传而来。

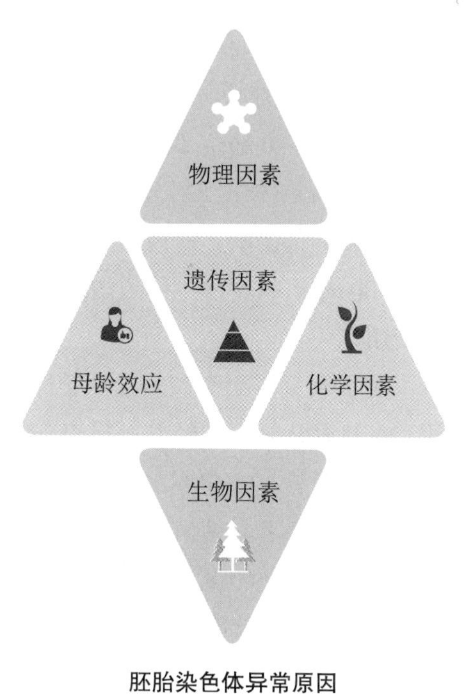

胚胎染色体异常原因

10. 妊娠后黄体功能不足，该如何保胎？

黄体功能不足是引起孕酮低下的常见原因，也是发生胎停育的重要因素。如何判断黄体功能不足，前面已经详细介绍过了，在这里我们再次强调临床可以通过以下方法诊断黄体功能不足。

> 黄体功能不足需补充孕激素。3种补充途径：口服、肌内注射、局部应用（阴道用药）。

- 基础体温双相型，但高温相小于12天，或高低温差小于0.3℃。
- 排卵后第5、7、9天，实验室检查血孕酮水平低于正常生理值。
- 妊娠早期，实验室检查血孕酮水平低于79.5 nmol/L（连续监测2次以上），也提示黄体功能不足，需要适当补充孕激素。
- 妊娠早期，实验室检查血孕酮水平在79.5 nmol/L以上，但患者有阴道出血、腹痛下坠感（已证实为正常妊娠的前提下），或B超提示有宫腔积血。

黄体功能不足可以通过补充孕激素来治疗。通常有 3 种途径：口服、肌内注射、局部应用（阴道用药），可酌情合并用药。①口服地屈孕酮片，每天 20~40 mg，或其他口服黄体酮制剂；妊娠剧吐患者应谨慎使用。②肌内注射黄体酮注射液，每天 20 mg，或根据病情确定剂量，使用时应注意患者局部皮肤、肌肉的不良反应。③阴道用微粒化黄体酮胶囊，每天 200~300 mg，或黄体酮阴道缓释凝胶，每天 90 mg。阴道出血的患者应谨慎使用。

受孕期黄体酮支持是指从排卵后到经期前中间 10 天，10 天为 1 个疗程，一旦确认妊娠，经 B 超检查提示为正常妊娠时，及时补充黄体酮，并根据实验室检查血孕酮水平调整黄体酮的用量。至于具体的用量及用药时间，可结合患者具体情况而定。一般血孕酮水平在 79.5 nmol/L 左右比较安全，补充至妊娠 65 天之后开始逐渐减量，或根据既往胎停育时间酌情后延。若治疗过程中，临床症状加重、β-HCG 水平持续不升或下降、B 超检查提示难免流产，应停药并终止妊娠。

11. 黄体功能不足该如何调护？有哪些食疗方法？

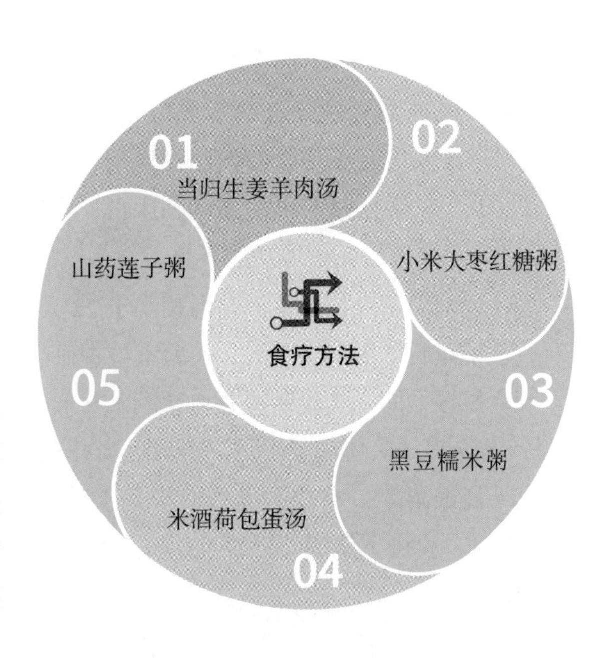

中医学文献上有关黄体功能不足的临床表现散见于月经失调、流产和不孕等疾病中。本病的病因有肾阴不足、肾阳虚弱、肝经郁热等。肾阴不足则见月经先期，经量不多，色鲜红，或月经期延长，淋漓不断；肾阳虚弱则见月经后期或月经稀发，不孕等；肝经郁热则见月经先后不定期，经量时多时少，月经持续不净。中医可以通过调理肾阴肾阳及肝经来治疗本病。

常见的一些简便易行的食疗方法如下。

（1）当归生姜羊肉汤：当归 90 g，生姜 150 g，羊肉 500 g。将羊肉洗净，切成小块，先用沸水焯一下，以去腥膻。清水 500 mL，加当归、生姜，煎取药汁约 200 mL，去渣，备用。羊肉放入锅内，加水，文火焖煮至肉烂熟，加入药汁，搅匀，并加盐、葱、味精等调味品，稍沸，即可食用。本品中当归养血调经，生姜温中祛寒，羊肉温中暖下，能补下元。故此汤具有温阳补血，益肾调经的功效，适用于肾阳虚弱、精血不足者。

（2）小米大枣红糖粥：小米 50 g，大枣 5 枚，红糖适量。按常法煮粥即可，可以在月经前后服用，能温胃散寒活血。虚寒性痛经、月经过少者均可选择服用。

（3）黑豆糯米粥：黑豆 30 g，黑糯米 50 g，红糖适量。按常法煮粥即可，能益气补血，温中散寒。

（4）米酒荷包蛋汤：米酒 150 g，鸡蛋 1~2 个。将米酒放锅中，加水 400 mL，水开后，打入鸡蛋液，煮 3~5 分钟即可食用。此方平时可经常服用，能温经散寒、消食补虚，对体虚之人更是不错的选择。

（5）山药莲子粥：山药 100 g，莲子 100 g，粳米 100 g。按常法煮粥即可，能健脾补肾。

12. 妊娠后检测孕酮低，就说明胎停育的原因是孕酮低吗？

这种说法不完全正确。有一部分胎停育的原因是孕酮低，这种情况可以通过补充孕激素达到保胎的目的，而且保胎成功率较高。还有一种情况就是胚胎已经发育不好，孕酮低只是一个结果，而非病因，这种情况常伴有血 HCG 和雌二醇水平的异常，即便是补充大量的孕激素，最终仍然以胎停育而告终。这种情况就需要完善相关项目检查，尽可能查出引起胎停育的真正病因，再进行针对性的治疗，纠正病因后再配合补充孕激素，进行保胎治疗。

13. 甲状腺功能异常如何科学备孕与治疗？

首先是备孕指导，由专科医生根据备孕期妇女孕前检查和甲状腺疾病筛查结果进行综合分析，评估是否存在影响妊娠和母儿健康的甲状腺疾病及其严重程度，确定是否可以正常备孕，如需先进行诊断和治疗，则暂缓备孕，根据病情控制情况再进一步提出备孕指导建议。

（1）已确诊甲亢妇女备孕：建议在甲状腺功能控制至正常并平稳后再怀孕。如果患者甲亢治疗疗程 1 年以上、抗甲状腺药物（ATDs）剂量小、促甲状腺激素受体抗体（TRAb）阴性，可以考虑停药备孕。如不能停药者，备孕期建议将甲巯咪唑替换为丙硫氧嘧啶，替换的比例为 1∶（10~20）。如果不能耐受丙硫氧嘧啶，甲巯咪唑也可以继续应用。如果抗甲状腺药物不能很好地控制甲亢，可根据患者具体情况选择 131 碘治疗或手术治疗。131 碘治疗后需等待 6 个月再备孕。

（2）已确诊甲减妇女备孕：备孕期和妊娠期甲减治疗首选左甲状腺素（L-T4）。备孕期需适当调整 L-T4 的剂量，将促甲状腺激素（TSH）控制在 0.1~2.5mU/L。

其次是孕期甲状腺疾病的治疗，包括妊娠前已确诊和妊娠期新确诊的甲状腺疾病。

（1）甲亢：①妊娠前已确诊。妊娠前已确诊的甲亢患者一旦发现怀孕，及时进行临床评估，并立即复查甲状腺功能和促甲状腺激素受体抗体，如游离甲状腺素（FT4）正常或接近正常，可以停药。如甲亢需要治疗，优选丙硫氧嘧啶，并告知患者，抗甲状腺药物有导致胎儿畸形的风险。②妊娠期新确诊。妊娠 6~10 周是抗甲状腺药物导致胎儿畸形的危险期，妊娠 10 周以前，如需治疗，优选丙硫氧嘧啶，二线选择药物是甲巯咪唑。

（2）甲减：①妊娠前已确诊。妊娠前已确诊的甲减患者一旦发现怀孕，左甲状腺素应在原剂量基础上每天增加 20%~30%，并及时就诊，复查甲状腺功能和抗体，进行全面的临床评估。②妊娠期新确诊。左甲状腺素剂量按照每天每千克体重 2.0~2.4μg 计算，可以足量起始，或根据患者的耐受程度逐渐增加剂量，尽快达标。妊娠期全程要将促甲状腺激素控制在

0.1~2.5mU/L。

在妊娠1~20周，每2~4周检测甲状腺功能，血清促甲状腺激素稳定后可以每4~6周检测1次。

（3）亚临床甲减：亚临床甲减治疗用药、妊娠前和妊娠期控制目标、监测频率均与甲减一致。根据血清促甲状腺激素水平和抗甲状腺过氧化物酶自身抗体（TPOAb）是否阳性而选择不同的治疗方案，具体见表1。

表1　妊娠期亚临床甲减的分层治疗

TSH（mU/L）	TPOAb	是否治疗	L-T4 起始剂量（μg）
>妊娠参考值上限（或4.0）	+/-	治疗	50~100
2.5~妊娠参考值上限（或4.0）	+	治疗	25~50
	-	不治疗，要监测	
妊娠参考值下限（或0.1）~2.5	+	不治疗，要监测	
	-	不治疗，要监测	

14. 高催乳素血症如何治疗？日常生活如何调理？

对于明确患高催乳素血症的备孕女性而言，要先明确病因，进行针对性治疗。对病因不明，或不宜手术者，可以服用溴隐亭治疗。根据需要一次半片（1.25 mg），每日2~3次，若症状未得到控制，可逐渐增量至一次2.5 mg，每日2~3次，餐后服用。具体方案应依据临床疗效和副作用而定。妊娠后，在医生指导下立即减量，直到停服。

生活中需要注意：①增强体质，平时加强体育锻炼，可以选择适合自己的运动方式，太极拳、瑜伽、慢走等有氧运动都是不错的选择。②要调畅情志，保持一个愉悦、轻松的心情，这对防治本病具有重要意义。③经期要注意保暖，尤其是腰部以下，两足不受寒，不涉冷水，并禁食生冷瓜果。同时，经期身体抵抗力弱，避免重体力劳动，注意劳逸适度，经期不服寒凉药，加强营养，注意保护脾胃，在食欲良好的情况下，可多食肉类、蛋类、牛奶及新鲜蔬菜，不食辛辣、刺激性食品。

15. 妊娠前及妊娠后如何监测血糖？

对于备孕女性，妊娠前应常规筛查血糖水平，如果血糖水平异常，应在妊娠前控制血糖水平，待血糖水平调整至正常后，才能受孕。即便如此，妊娠后仍需要严密监测血糖水平，随时调整治疗方案。如果血糖水平只是轻微波动，可以通过运动、控制饮食的方法去纠正。孕妇一定要控制高糖、高脂肪及淀粉类食品的摄入，维持稳定的血糖水平，降低胚胎畸形率或减少胎停育的风险，减少早产、糖尿病巨大胎儿等风险。

16. 血糖异常孕妇如何调整饮食和生活习惯？

（1）调整饮食：主要有以下几点。

1）少食：①精制糖类，如白砂糖、绵白糖、红糖、冰糖等。②甜食类，如巧克力、甜饼干、甜面包、果酱、蜂蜜等。③高淀粉食物，如马铃薯、甘薯等。④油脂类，如花生、瓜子、核桃仁、松子仁等。

> 忌食：
> 动物性脂肪油，如猪油、牛油等；熬煮时间过长或过于精细的淀粉类食物，如大米粥、糯米粥、藕粉等。

2）忌食：①动物性脂肪油，如猪油、牛油等。②熬煮时间过长或过于精细的淀粉类食物，如大米粥、糯米粥、藕粉等。

3）制订健康食谱：①少食多餐，每天分三餐主食和三顿点心。②妊娠早期不需要特别增加热量，妊娠中期以后，每天增加热量约 840 kJ，其中糖类占 50% 左右，蛋白质占 20% 左右，脂肪占 25% 左右。③孕妇要少吃甜食或淀粉含量高的食物，宜多食富含膳食纤维的食物，如荞麦、燕麦、豆制品、各种蘑菇和蔬菜（芹菜、扁豆）等。④低脂低盐，多摄入优质蛋白，如鱼、虾、鸡肉等。⑤粗细粮搭配，品种多样化。

（2）适度运动：妊娠前适当加强运动，每天保证一定的运动量，如游泳、慢跑、爬山等；妊娠后孕妇也需要视自己的体力及状态，适当进行运动。散步是目前比较推荐且能够让孕妇接受的妊娠期最常用、最安全的运动方式。

（3）适当减轻体重：妊娠前适当减肥，使体重尽量达标，但是需要注意科学控制体重并长期保持，也并非体重越低越好。

17. 多囊卵巢综合征患者受孕需要注意什么？

多囊卵巢综合征患者在受孕前需要调整内分泌紊乱状态，可以通过口服炔雌醇环丙孕酮片（达英 -35）、去氧孕烯炔雌醇片（妈富隆）等药物，连续 3~6 个月（其间需要定期复查肝功能、肾功能），降低过高的雄激素和黄体生成素水平，减少卵巢多囊样改变，基础调理后，再适时促排卵助孕或自然受孕。也可采用中西医结合疗法调治后自然受孕。妊娠后及时监测孕激素水平，如果存在黄体功能不足，应及时补充孕激素，减少流产的风险。多囊卵巢综合征伴肥胖者一定要在备孕期控制体重，适当减肥有利于内分泌的恢复，妊娠后也需要严密监测血糖水平，控制饮食，减少妊娠期糖尿病的发生。

18. 封闭抗体不足或阴性如何治疗？

反复胎停育可能与免疫紊乱因素有关。目前对免疫治疗的方案及临床意义尚有一定的争议，但仍有临床实践证明，免疫治疗对防治早期胎停育有一定疗效。

在正常孕妇的血清中，存在一种抗配偶淋巴细胞的特异性 IgG 抗体，它可抑制淋巴细胞反应，封闭母体淋巴细胞对胚胎的滋养层的细胞毒作用，防止辅助性 T 细胞识别胎儿抗原的抑制物，并可阻止母体免疫系统对胚胎的攻击。封闭同种抗原刺激的淋巴细胞产生巨噬细胞移动抑制因子，故称其为封闭抗体。临床上对于反复胎停育的患者，进行封闭抗体的检测是非常必要

> 大多数医院采用如下方案：
> 2~3 周行淋巴细胞免疫治疗 1 次，连续 4~6 次为 1 个疗程，妊娠前 1 个疗程，妊娠后 1 个疗程。如果备孕超过 3 个月未能受孕，则需每 3 个月加强 1 次淋巴细胞免疫治疗，防止封闭抗体消失。

的。对于封闭抗体阴性的患者，可有针对性地选用丈夫（或是第三方）淋巴细胞免疫疗法，因为这些患者的流产次数越多，体内免疫系统紊乱越严重，若没有针对性的免疫干预，她们很难有机会成为母亲。自 1981 年贝尔和泰勒等创立了淋巴细胞免疫疗法，至此后几十年的临床研究表明，免疫治疗的确能有效阻止封闭抗体缺乏性反复胎停育。国内外不同学者对原因不明性反复自然流产患者进行淋巴细胞免疫治疗后，妊娠成功率达 72.73%~86.2%，且未发现对母亲和胎儿的副作用，封闭抗体的阳性率明显高于治疗前，而封闭抗体阳性者再次妊娠的成功率明显高于阴性者。目前国内通常采用的淋巴细胞免疫疗法是抽取丈夫或第三方血液 20~30 mL，分离出其中的淋巴细胞，然后多点（一般是 6~8 处）皮内注射给孕妇。每次免疫剂量为（20~30）$\times 10^6$ 个淋巴细胞，每次免疫时间间隔 2~3 周。国内外不同的医院淋巴细胞免疫治疗的方法不完全一致。现在多数医院采用的方案是：2~3 周行淋巴细胞免疫治疗 1 次，连续 4~6 次为 1 个疗程，妊娠前 1 个疗程，妊娠后 1 个疗程。如果备孕超过 3 个月未能受孕，则需每 3 个月加强 1 次淋巴细胞免疫治疗，防止封闭抗体消失。该方案能在保证治疗效果的前提下降低费用。

19. 淋巴细胞免疫治疗的适应证有哪些？

接受这种治疗需要具备一定的条件：①发生 2 次或 2 次以上胎停育者。②反复胎停育却查不到明确病因者。③既往有过胎停育的，受孕能力低下者（该类人群很不容易妊娠，妊娠后极为珍贵，保胎意愿强烈者也可以）。④试管婴儿反复失败者（包括移植后没有妊娠和移植后妊娠却胎停育者）。除了符合以上适应证外，还需要保证夫妻双方或提供血源者身体健康，优生四项正常，乙型病毒性肝炎（乙型肝炎）、丙型病毒性肝炎（丙型肝炎）、梅毒、艾滋病检查均阴性，没有血液传染性疾病、肝功能正常。即便如此，仍需告知接受淋巴细胞免疫治疗的夫妻双方，虽然完善了传染病筛查，但是传染病都有潜伏期（也就是说当时实验室检查虽然没有检测出，但是已经具有传染性），仍有被传染的风险，并签署知情同意书。治疗期间，如果更换献血者，均需完善所有相关项目检查，达到供血标准方能进行淋巴细胞免疫治疗。

20. 淋巴细胞免疫治疗的作用有哪些？

在主动免疫治疗后，患者细胞免疫状态发生了明显改善，一方面可刺激孕妇体液免疫系统产生封闭抗体，另一方面可诱导CD8细胞的增殖，使CD4/CD8比率下降。因机体免疫系统处于动态平衡的状态，体液免疫反应的增加，必然引起抑制性T细胞的增殖，以抑制体液免疫反应过度，避免产生自身免疫性疾病。另外，有学者认为，有反抑制性T细胞存在，它被诱导活化后，可解除CD8细胞对B细胞产生封闭抗体的抑制作用。因此，淋巴细胞免疫疗法在维持孕妇及胎儿免疫关系的平衡中，起着某种协同作用。

21. 自身免疫抗体异常如何治疗？

临床医生针对复发性流产患者或发生过孕10周及10周以上原因不明流产的患者，采用经典的抗磷脂抗体（aPL）检测进行初筛。aPL是体内针对含有磷脂结构的抗原物质的自身抗体，可引起流产、血小板减少和血栓形成等，主要包括狼疮抗凝物（LA）、抗心磷脂抗体（aCL）和抗 β_2 糖蛋白Ⅰ（β_2GPI）抗体。如果抗体异常，主要的预防与治疗方法为抗凝治疗，常用治疗方案为小剂量阿司匹林联合低分子量肝素，必要时加用羟氯喹或糖皮质激素治疗。具体方案应由有经验的生殖专科或妇产科医师与风湿免疫专科医师共同制订。

22. 血栓前状态如何治疗？

目前，血栓前状态已成为较为公认的引起反复胎停育的主要原因之一。抗凝治疗是对血栓前状态较为有效的治疗方法，包括阿司匹林、低分子量肝素、中药等。

（1）阿司匹林：可抑制血小板聚集、抑制前列腺素合成酶活性、缓解血管痉挛。小剂量应用无明显副作用，不增加胎儿畸形的发生率，也不增加胎儿及新生儿出血风险。但是也有专家建议，妊娠前使用阿司匹林，妊娠后改为低分子量肝素，哺乳期最好不用阿司匹林（可通过乳汁排泄）。

（2）低分子量肝素：属于美国食品药品监督管理局（FDA）B类药，对胎儿及母体都比较安全，但是可能引起母体的不良反应，如过敏反应、出血、血小板减少及骨质疏松等。

（3）中药：有活血作用的中药能改善高凝状态，同时辅以补肾安胎中药，在抗凝的同时，又减少出血的风险。

抗凝药物越来越多地应用于胎停育的预防及妊娠后保胎治疗，但是作为患者，一定要在专科医生的指导下应用，因为抗凝药物都有一定的潜在风险，如用药不当，反而增加出血及胎停育的风险。

23. 中医可以调治胎停育吗？

中医对胎停育的认识历史悠久，不仅积累了丰富的实践经验，还形成了完善的理论体系。依病情发展的不同阶段可将胎停育分为“胎动不安”“暗产”“胎殒难留”“胎漏”“滑胎”等。其中，“胎动不安”即为西医的先兆流产，表现为妊娠之后，有阴道出血、小腹下坠、腹痛；“暗产”是指生化妊娠或是妊娠早期的自然流产（古人没有B超检查，所以应该是指妊娠早期胎儿尚未成形时期的流产）；“滑胎”亦称“数堕胎”“屡孕屡堕”，即西医的连续流产3次或3次以上者，也就是习惯性流产。

古代医者认为，胎者，是由精与血相结而成，胎孕既成，则依赖于肾气才能发育，肾阳温煦胞宫，肾阴滋养胞胎。同时，肾藏精，主生殖，先天之精是禀受于父母的生殖之精，与生俱来，为构成胚胎的物质基础，所以，胚胎的发育主要依赖于肾气的充盛。除了肾气以外，仍然需要气血调畅和其他脏腑功能的协调，共同维护胚胎的生长发育。如果母体出现了肾气不足、气血虚弱，或其他脏腑功能的紊乱，胚胎的生长发育可能就会受到影响，甚至出现自然堕胎。所以，中医治疗胎停育提倡在妊娠前开始调治，为日后妊娠期打好基础。预防胎停育的发生，中医具有一定优势。中医可根据患者体质状态进行有效调治，如补先天之肾、后天之脾，调补气

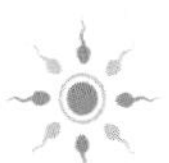

血，使气血旺盛，肾气充实，以利于妊娠后胎有所系。根据患者自身情况选用补肾阴或补肾阳的药物进行调治，并按周期用药，可以使身体逐渐改善。比如，通过调经改善机体的内分泌环境，使月经按期而至，排卵功能正常，提高卵子质量，改善子宫内膜的质量及宫腔环境。只有“优质的种子”加上“肥沃的土壤”，才能保证种子发芽、茁壮成长。

具体的调理方案如下：

（1）妊娠前调理：一般疗程为 3~6 个月。根据患者的身体情况、舌脉之象，参考胎停育的病史、现代医学的病因检查，辨病与辨证结合，制订相应的中医调治方案。中医认为肾为先天之本，脾为后天之本，肾主生殖，妊娠以后，胚胎的发育依赖肾气的固摄，以及后天脾气运化水谷，化生气血，滋养子宫和胚胎，使胚胎“安好”。现代研究也证实了中医预防胎停育的作用机制，如调整内分泌，改善卵泡的质量，调整子宫内膜厚度，改善子宫内膜容受性，改善黄体功能，调整母体的免疫状态，改善血栓前状态等。治疗方法包括补肾健脾、养阴清热、清热利湿、活血化瘀等，或单独应用，或联合使用。

（2）妊娠后安胎：妊娠后的安胎治疗对于反复胎停育的患者十分重要。保胎治疗越早越好，治疗原则为补肾安胎。寿胎丸为首选方药。同时根据母体的症状、舌脉之象，辨证施治，补肾为主，辅以益气健脾、清热养血等。中药安胎治疗的同时，应定期监测血 HCG 水平，定期 B 超检查，了解胚胎发育情况，同时根据相应检查结果，辅以西药保胎治疗。

中医调治胎停育

妊娠前　“优质的种子”加“肥沃的土壤”

补肾安胎　妊娠后

24. 受孕当月需要注意什么?

需要定期做B超监测卵泡,了解卵泡发育的情况及子宫内膜的厚度。一般来说，卵泡发育的速度均衡、卵泡形态规则，卵子质量更好；卵泡形态过扁、卵泡生长过快或过慢都会影响卵子质量。子宫内膜厚度适中，与卵泡发育同步更适宜受孕，并有利于胚胎发育。男方避免熬夜，适当锻炼，戒烟戒酒，要禁桑拿浴，内衣要宽松，不久坐等。

保持心情舒畅，放下心理负担，配合医生的治疗。很多备孕女性，特别是有过胎停育经历的女性，受孕当月精神比较紧张，这些对妊娠都有一定的影响。目前来说，胎停育的治愈率还是比较高的，绝大多数夫妇最终都能保胎成功，顺利当上爸爸、妈妈。

25. 胎停育与男性精子质量有关系吗?

胚胎是由精子和卵子结合而成，所以，精子的质量直接影响胚胎的质量。胎停育并非绝对的女性原因造成的，其中也可能有男方的因素，包括精子质量、染色体异常、感染因素及心理因素等。精子为胚胎提供了50%的基因，除了受孕功能，精子的基因所起的作用贯穿胚胎发育的整个过程。受孕功能属于精子的早期效应，而在胚胎发育或女性妊娠过程中所起的作用属于精子的晚期效应。如果精子的遗传物质DNA发生损伤，可能不影响精子受孕功能，精子可以与卵子相遇并结合，女方同样会正常妊娠，但到了妊娠的中晚期，精子DNA晚期效应不正常，会导致胚胎发育停滞，从而出现胎停育。

精子的基因所起的作用贯穿胚胎发育的全过程。胎停育绝不仅是女性单方引起的

男方引起胎停育的另一因素，可能大家都会忽略，那就是男方的年龄。成年男性随着年龄的增加，生育能力也逐步下降。年龄大的男性中可出现睾丸组织萎缩、精子日生成量减少、睾丸生殖组织形态学改变及细胞突变或异倍体增加的现象，以致精子质量降低(特

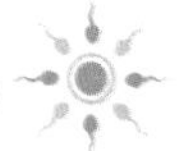

别是活动力降低）、受孕率降低、流产率增加、子代常染色体区域显性遗传疾病增加及胎儿死亡率增加。

所以，发生一次或多次胎停育之后，一定详细询问病史及家族史，同时进行尽可能全面的病因筛查，如染色体是否异常、内分泌是否失调、有无生殖道感染、血凝状态、机体的免疫功能是否紊乱等，全面筛查病因后，确定进一步的治疗方案，减少再次妊娠胎停育的风险。

26. 哪些精子质量异常疾病可以引起配偶受孕率低下？

精子质量异常是引起配偶受孕率低下最常见的原因，它主要表现在每次射精的精子总数、精子活动力、精子存活率、精子形态等方面。有研究表明，精子质量与胎停育有密切的相关性。按照《世界卫生组织人类精液检查与处理实验室手册》中的标准，常见精子异常病症有以下几种。

（1）弱精子症：是指射出精液中前向运动精子百分率低于正常生育男性精液检查参考值下限。根据《世界卫生组织人类精液检查与处理实验室手册》（第 5 版）的参考值，患者禁欲 2~7 天，至少 2 次或以上精液分析结果显示前向运动精子百分率＜ 32%，而精子总数或浓度、精子正常形态率等参数正常。弱精子症常与其他精液异常症同时存在，是导致不育的主要原因之一。

（2）少精子症：是指射出体外的精液中有精子，但精子总数（或精子浓度）低于正常生育力男性精液检查参考值下限。根据《世界卫生组织人类精液检查与处理实验室手册》（第 5 版）的参考值，患者禁欲 2~7 天，至少 2 次或以上精液分析结果显示每次射精的精子总数$< 39 \times 10^6$（或精子浓度$< 15 \times 10^6$/ml），而精子活动率、精子正常形态率等参数正常。

（3）无精子症：是指连续 3 次精液离心镜检（1 500 g 离心 15 分钟）未查见到精子的精液异常。还需排除不射精和逆行射精。这种病症的治疗比较棘手且效果最差。如果因睾丸生精功能障碍或先天睾丸发育不良所引起的，医学上称为“真性无精子症”；因输精管阻塞所引起的，称为“假性无精子症”。

（4）死精子症：是指存活精子百分率低、不活动精子百分率很高的精液异常。它可以与弱精子症同时存在，也可以单独发生。《世界卫生组织人类精液检查与处理实验室手册》中并没有将死精子症单独列出，而是将其归于特发性弱精子症中进行分析。据有关资料统计，死精子症所引起的男性不育发生率约为1.3%。近年来，随着人们生活方式的改变，以及辐射、环境污染等不良因素的影响，我们发现死精子症所引起的不育的发病率越来越高。

（5）畸形精子症：是指精液中正常形态精子百分率低于4%的一种疾病。常与其他精子质量异常病症同时出现。

（6）白细胞精液症：又称“脓性精液症”，是一种精液中的白细胞数超出临界值的精液异常。

27. 查找引起精子质量低下的原因需要做哪些检查？

大家已经知道，判定男性生殖功能是否正常，首选且必须做的检查就是精液分析。因为只有借助现代医学科技的新技术，才能确定精子质量如何。如果要进一步查找引起精子质量低下的原因，还要进一步做相关项目检查。

（1）精液分析：通过该检查对男性的生育能力做出初步评判。主要包括精液量、颜色、酸碱度、精液的液化时间、精子存活率、精子活动力、精子形态、精子浓度、一次射精的精子总数和有效精子数等。

> 摸摸脉、看看舌就能搞定的男性不育“专家”多是忽悠人的，谨防上当受骗。
>
> 常见的检查项目：精液分析、精液支原体和衣原体检查、精液中白细胞测定、精子功能检查、免疫学检查、精浆弹性硬蛋白酶检测、前列腺液检查、内分泌检查、精浆生化分析、影像学检查。

（2）精液支原体和衣原体检查：支原体可以黏附于精子表面，导致精子活动力下降和精子畸形率升高等，致使男性生育力降低，有的精子即使能够使女方受孕，也容易发生早期流产，或引起胚胎发育异常等。支原体和衣原体感染是导致不育和影响优生的常见原因。

（3）精液中白细胞测定：目前实验室采用的方法多为过氧化物酶染色

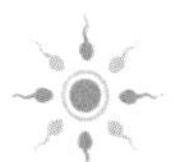

法检测。正常情况下，每毫升精液中的白细胞数不能超过 100 万个，否则就是白细胞精液症。许多学者认为，精液中白细胞升高，可以导致精子质量的下降。

（4）精子功能检查：精液分析是对男性生育力是否正常的初筛。精子功能检查能够对精子的受精能力是否正常做出较为准确的评价，尤其对精液分析正常且妻子生殖功能正常而长时间不育的患者，该项检查必须做。常用的方法有精子尾部低渗膨胀试验、精子顶体酶活性分析和精子－宫颈黏液穿透试验等。

（5）免疫学检查：如果精子显示凝集，如活动精子以头－头、尾－尾或混合的形式相互黏附，就有可能存在抗精子抗体，当然没有出现精子凝集也不能排除抗精子抗体存在的可能，对于精液分析正常而不育的患者更是如此。目前世界卫生组织推荐的方法是混合抗球蛋白反应（MAR）和免疫珠试验（IBT）。

（6）精浆弹性硬蛋白酶检测：该项检查可以判断生殖系统是否存在感染（包括隐性感染），生殖道感染可以引起精子质量下降。

（7）前列腺液检查：对前列腺液涂片进行的显微镜检查。该检查是判定前列腺是否有炎症的常规化验项目。前列腺分泌功能异常是引起精液液化障碍的主要原因。

（8）内分泌检查：主要测定血中的性激素水平，根据患者病情可做人绒毛膜促性腺激素兴奋试验、促性腺激素释放激素兴奋试验和氯米芬（克罗米芬）间接兴奋试验等，以了解下丘脑－垂体－睾丸轴的功能。如有必要可测定促肾上腺皮质激素和促甲状腺激素等。

（9）精浆生化分析：该项检查对评估附属性腺的功能及研究附属性腺对男性生育的影响有重要意义。

（10）影像学检查：通过对睾丸、附睾、精索的 B 超检查，能够更准确地了解睾丸大小和附睾状况，对是否存在精索静脉曲张、有无血液反流等做出客观评价。经直肠 B 超检查能对前列腺和精囊腺的情况做出更加准确的判断，对查找精子质量低下的原因具有非常重要的临床指导价值。

28. 精子畸形率过高会生下畸形的孩子吗？

有些患者精子检查发现精子畸形率过高，在治疗期间就一直避孕，其实没有必要。因为引起胎儿畸形的原因较多，如夫妻双方的染色体异常；妊娠初期或妊娠前，夫妻双方或一方有病毒（如医学界认可的巨细胞病毒、单纯疱疹病毒、风疹病毒）感染、弓形虫感染、支原体和衣原体感染；碘缺乏与地方性克汀病，氟中毒，环境污染，放射线和电磁波辐射，某些药物、铅及汞等重金属影响等，均可能导致胎儿畸形的发生。但是，精子畸形一般不会导致胎儿畸形，因为精子在与卵子结合之前，有一个优胜劣汰的过程，在经过女性生殖道时，大部分劣质精子会被淘汰出局，从而保证最后有一个最好的精子与卵子“会师”。

当然，治疗时要尽可能去除引起精子畸形的原因，最大限度地提升精子质量。如对伴有精索静脉曲张者，要尽早手术并同时联合中药治疗；积极治疗泌尿生殖系统感染，如附睾炎、睾丸炎；尽可能少用电脑和微波炉等；加强锻炼，戒烟酒，不要蒸桑拿浴，养成良好的生活习惯等。

29. 男性如何通过日常生活的调理来提高精子质量？

男性朋友如果在日常生活中能够注意以下几点，对提高精子质量将大有裨益。

（1）养成良好的生活习惯：不抽烟、不酗酒，饮食均衡全面，不管吃任何食物都要把握好度。

乙醇是一种性腺毒素，过量或长期饮酒可引起性腺中毒。男性主要表现为血清睾酮水平下降、性欲下降、精子活动力低下、死精子和精子畸形率升高以及性功能障碍等。据研究，酗酒男性中有 71% ~80% 的人或性欲减退或性功能障碍，或二者兼有。

吸烟对精子生成和成熟的每个环节都有影响。有学者对 41 名精子浓度大致相同的吸烟者与不吸烟者进行对比研究。结果发现，吸烟者精液中精子畸形率远远高于不吸烟者。还有研究表明每天吸烟 20 支以上者比

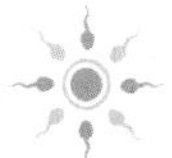

吸 20 支以下者的精子畸形率明显升高。并且吸烟时间越长，精子畸形越多，精子浓度也开始下降，精子活动力也显著降低。其原因可能与烟草中所含的镉和尼古丁有关。尼古丁可影响睾丸生殖细胞，具有抑制性激素分泌和杀伤精子的作用。镉是人体非必需元素，正常情况下，不会影响人体健康。但如果吸入过多的镉，镉进入机体后，较容易积蓄于睾丸组织上，超量的镉可导致睾丸组织的病理损伤。

⚘ 要养成良好的饮食习惯，不要偏食，少吃快餐，少喝咖啡饮料。低糖、低脂饮食，避免食用含有防腐剂及着色剂的食物。水果、蔬菜在食用前都要反复清洗干净，不要用泡沫塑料饭盒装热的食物或加热食物。

⚘ 不穿紧身内衣，不蒸桑拿浴、不坐浴，少坐软沙发，以保证适宜的睾丸生精温度。不染发、不焗油，防止某些化学成分对生殖功能的损伤。

⚘ 不要长时间使用电脑等电器，注意防止电磁波和放射线辐射。

（2）慎用护肤品：最好不要用护肤品，尤其是化妆品，因为有些化妆品中含有一定的雌激素，长期使用会引起睾丸功能紊乱和生精障碍。

（3）防止室内装修污染：室内装修最常见的毒性物质主要有甲醛、苯、二甲苯和某些放射性物质等，对男性精子质量和胚胎发育有很大影响。尤其是氡气，它是一种无色、无味的气体，主要存在于一些建材中，如花岗岩石板、混凝土或煤渣砖等。所以新建和刚装修的房子，一定要通过相关部门的检测，达标后方可入住，无论冬夏都要注意开窗通风。

（4）职业防护：从事某些职业的男性要增强对生殖功能的保护意识，如油漆工、电焊工、皮革鞣制工、电镀工、厨师、加油工等，由于这些职业对男性的生殖功能有一定影响，建议未婚或未育者做好防护；对本来生殖能力就有所下降的男性，最好能够更换工作，避免得了“票子”，没了“孩子”的情况发生。

（5）普及性知识，倡导性文明：要加强有关性知识和生殖常识的学习，了解男性生理特征和保健知识。

（6）洁身自爱，预防性病：不少性病，如淋病、非淋菌性尿道炎、生殖器疱疹等对男性的生殖能力影响很大，所以男性朋友一定要洁身自好，预防性病。最好不要泡大池洗澡，尤其对包皮过长者。

（7）调畅情志，加强锻炼：良好的心态，愉悦的心情，强健的体格，可以提高人体的免疫能力，可有效预防各种细菌和病毒的感染，如睾丸附睾炎、腮腺炎性睾丸炎等。研究证实肥胖可导致精子质量下降，而通过锻炼，可以一定程度上避免肥胖的发生。

（8）定期体检：尤其是生殖系统的体检，建议最好每年做1次。如果发现睾丸有异常变化，如肿大、变硬、凹凸不平、疼痛等，一定要及时看医生。

30. 男性对自己生殖能力的判断存在哪些误区？

曾有一对夫妇因结婚3年没有生育到医院检查，妻子把该做的检查全都做了，生殖功能没有发现任何异常。让其丈夫做精液分析，不管妻子如何给他讲，他就是坚决不检查，坚信自己没有问题，还给他妻子抛出一句话，“再让我检查就离婚”。之后我们得知她丈夫是再婚，与前妻曾生育一个女儿。

有些男性朋友对自己很自信，总认为胎停育或不会生育这种事与他无关，如让他检查就感到自尊心受到极大伤害，感觉很丢面子。其实是他们在对自己生殖能力的判断上存在着误区，常见的误区主要有以下几种。

（1）曾经有生育史，生殖能力不会有问题：如上面例子中的那位男士就是这样的情况。这种情况多发生于再婚男性，或生育二胎，或妻子曾流产的患者身上。以往能够生育，只能说明那时候正常，并不能保证现在也正常。有些不良因素对精子质量的影响是有一个时间的累积性的，譬如精索静脉曲张、高温、电脑辐射等。所以如果出现不育情况，夫妻双方应该同时检查。

（2）只要体格健壮，生殖能力就不会有问题：生育能力与体质有一定的关系，但并不存在必然的联系，身体强壮只能说明身体健康，但不能表明生殖能力就一定正常。临床上我们时常会遇到身高体健的男性，结果检查后却是无精子症或重度少精子症的不育患者。

（3）性功能正常，生殖能力就正常：性功能只是生殖能力表现的一个方面，性功能正常是保证正常生育的基本条件之一，最终能否生育还要看精子质量是否正常。有相当一部分精子质量低下的男性不育患者的性功能都很好，但就能说他们的生殖能力正常吗？

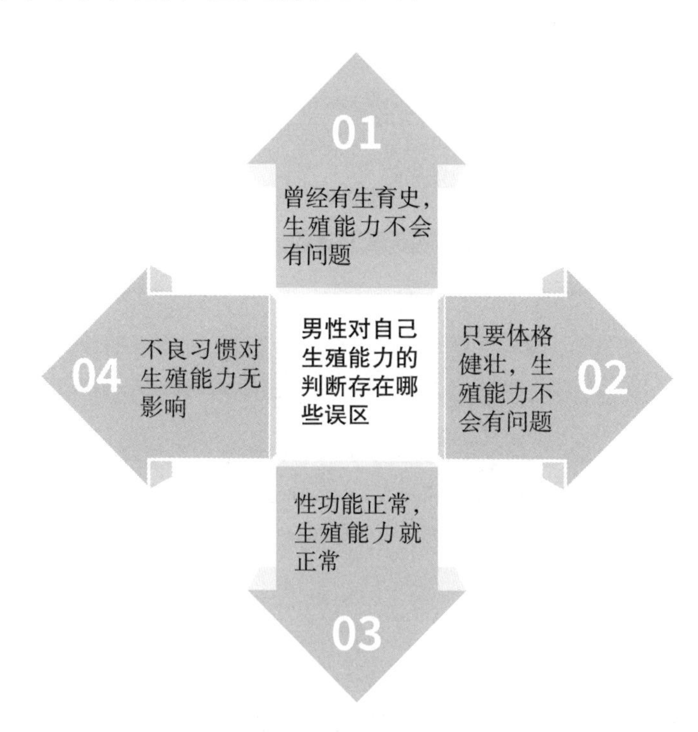

（4）不良习惯对生殖能力无影响：其实不然，一些不良生活习惯对生殖能力的影响是非常大的。比如吸烟、酗酒、久坐、长时间看电脑或电视、蒸桑拿浴、穿紧身牛仔裤等都不利于精子的生成和成熟。

31. 有胎停育史的男性如何饮食调理？

精液的主要成分有水、蛋白质、果糖、脂肪、多种酶类和无机盐。一些成分的缺乏不仅可导致精浆的异常，还可影响精子的生成和成熟，从而引起精子质量下降。所以如果在一日三餐中能够注意这些营养物质的摄入，对提高男性精子质量有辅助治疗的作用。

锌元素对男性附属性腺（如前列腺）功能的正常发挥、精子的产生和成熟非常重要，锌缺乏可以导致性欲下降、精子总数减少和精子活动力下降。因此要注意吃一些含锌量高的食物，如牡蛎、扇贝、虾、瘦肉、鸡肉、鸡蛋、鸡肝、坚果等。在吃这些食物的时候，注意不要饮酒，以免影响锌的吸收。补锌的同时，也应注意适量摄入和保持均衡的饮食。

优质蛋白质是形成精液的主要原料。食物中如牛奶、鸡蛋、牛肉、鸡肉、鱼肉和虾肉，以及豆类制品等，要适当多吃。精氨酸是精子形成的必要原料，并能增强精子活动力，对男性生殖系统正常结构和功能的维持有重要作用。富含精氨酸的食物有鳝鱼、泥鳅、鱿鱼、鲑鱼、带鱼、鳗鱼、海参、墨鱼、蜗牛、豆制品等。

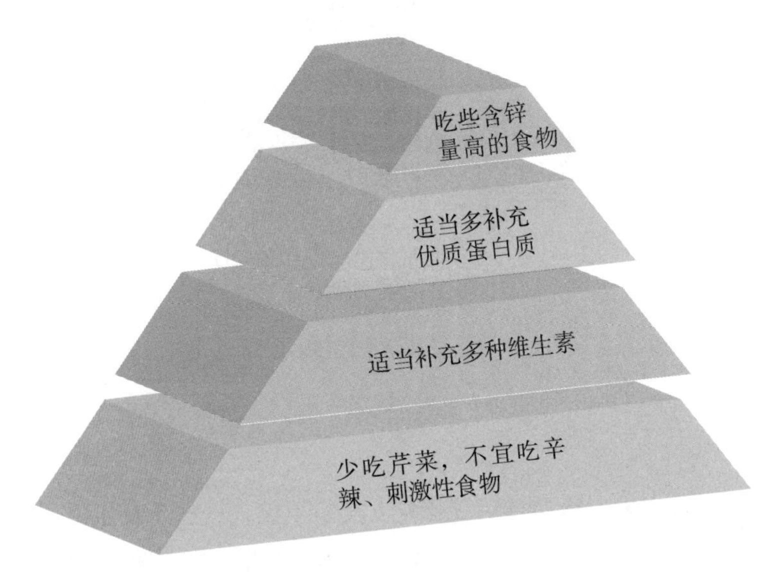

适当补充多种维生素。维生素E与生殖系统关系最为密切，具有预防性器官老化、增强精子活动力等作用。可生吃一些花生或水煮花生来补充维生素E。当维生素A缺乏时，生精上皮的细胞可能发育不良。要多吃一些新鲜蔬菜和水果。经常吃番茄对预防前列腺疾病和维护男性正常生殖功能具有一定帮助。番茄除了富含维生素C外，还富含番茄红素。番茄红素有抗氧化、抗紫外线、减轻炎症、增强免疫力的作用，是人体健康的保护神。番茄可以生吃，也可以熟食。为了补充维生素C，建议生吃，因为加热烹调会使维生素C遭到破坏；如果为了补充番茄红素，则应当加热熟食，这是因为在天然的番茄中，其番茄红素的化学结构式为全反式，但经烹调加热，生番茄中的番茄红素发生转化后，其释放量能增加5倍，还能提高其吸收率。

近些年有研究证明，常吃芹菜可引起男性精子总数减少。有人选择18~20岁的男性进行试验，每天让他们吃一定量的芹菜，连续食用1~2周后，发现受试者的精子总数明显减少。但停吃一段时间后精子总数又恢复正常。这主要是因为芹菜含有一种能够抑制睾酮生成的物质，而睾酮是男性生殖系统中至关重要的激素，对精子的生成和发育起着重要作用。因此，当睾酮的生成受到抑制时，精子的数量和质量都可能受到影响，导致精子总数减少。但芹菜作为一种常见的蔬菜，还富含纤维素、钾元素、维生素C、维生素K和叶酸等多种营养物质，对身体健康有多种益处。因此，在食用芹菜时，应以适量为宜，避免过量摄入。

不育症患者不宜吃辛辣、刺激性食物，忌吃生长环境污染严重、靠激素生长的蔬菜和水果。

32. 提高男性精子质量常用的单方、验方有哪些？

提高男性精子质量的单方、验方较多，现简单介绍如下。

- 鹿茸60 g，酥炙为末，每天服3 g，分早、晚各1.5 g冲服。适用于肾阳亏虚型精子质量低下者。
- 补骨脂15 g，鱼鳔20 g。水煎1小时后，饮汤食鱼鳔。适用于肾精亏虚型精子质量低下者。
- 益肾生精方。熟地黄20 g，黄精20 g，覆盆子15 g，枸杞子20 g，菟丝子20 g，山药15 g，泽泻6 g，淫羊藿10 g，丹参15 g。每天1剂，水煎服。具有益肾填精的功效，适用于少精子症者。
- 海参强精方。枸杞子15 g，五味子10 g，菟丝子20 g，茯苓10 g，人参10 g，海马5 g。每天1剂，水煎服。适用于少精子症或弱精子症者。
- 紫河车粉5 g，分早、晚2次温开水冲服。具有补肾益精、益气养血的功效，适用于肾精亏损、气血虚弱型男性不育者。
- 红参10 g，每天用砂锅小火水煎服。具有补脾益肺、大补元气的功效，适用于弱精子症或死精子症者。

33. 提高男性精子质量的食疗方有哪些？

◎ 益气强精汤。人参 15 g，黄芪 20 g，水发香菇 15 g，山药 20 g，母鸡 1 只，精盐、料酒、葱、姜和味精各适量。将母鸡清洗干净，放锅内水煮。约七成熟时，加黄芪、山药、香菇、精盐、料酒、葱、姜和味精，用文火煨熟为止。人参用开水泡开，再放笼上蒸 30 分钟。喝汤吃肉嚼人参。该方可增强精子活动力，适用于精液异常者。

◎ 羊肉 250 g（洗净切片），肉苁蓉 50 g（酒浸一夜，去皮切片），按常法炖熟，吃肉喝汤。久食可提高精子活动力。

◎ 锁阳 30 g，粳米适量。先将锁阳水煎 2 次取汁。再加入粳米适量，小火炖烂熟即可。适用于肾阳亏虚型男性生育力低下者。

◎ 枸杞子 20 g，鹿角胶 30 g，鱼鳔胶 30 g，黑豆 200 g，大枣 10 枚（去核），猪骨髓 200 g，牛鞭 100 g。将所有食材一同放入砂锅内，加水适量，煮熟后放入适量食盐、味精，用小火炖到烂熟后食用。具有补肾养阴填精的作用，适用于少精子症、胎停育者。

◎ 核桃仁 60 g，枸杞子 30 g，大枣 5 枚（去核），黑米适量。将所有食材洗净后放入食物料理机中，加水适量，打碎成糊状，每天早上食用。适用于弱精子症的调理。

◎ 芡实 15 g，茯苓 15 g，大枣 5 枚（去核），粳米适量。将所有食材洗净后加水适量，用食物料理机打碎煮粥，每天早上食用。适用于脾胃虚弱型不育症的调理。该类患者表现为精子活动力低下，神疲乏力，食少腹泻，舌淡，苔薄白，脉弱。

◎ 核桃仁 30 g，大枣（去核）10 枚，花生 30 g，黑米适量。将所有食材洗净后加水适量，放入食物料理机中打碎成糊状。每天早上食用。具有补肾健脾的作用，适用于脾肾虚弱型男性生育力低下的调理。

34. 男方需要补充叶酸吗？

一直以来许多人都认为，备孕期间女性才需要补充叶酸，其实男性也应该适当补充。叶酸即维生素 B_9，属于水溶性 B 族维生素，是机体细胞生长繁殖必需的物质，也是人体必需的营养素。备孕的女性对叶酸需求量大，缺乏叶酸会导致宝宝出生缺陷的风险增加，而对男性来说，叶酸是提高精子质量的重要物质。当叶酸不足时，会导致男性精子浓度及精子活动力下降，使得受孕机会减少。此外，由于叶酸还参与体内遗传物质脱氧核糖核酸和核糖核酸的合成，而精子 DNA 碎片率与胎停育有密切关系，所以叶酸对于男性生殖健康是相当重要的。推荐夫妻备孕时男性每天应当保证摄入 0.4 mg 的叶酸，或在医生指导下服用。

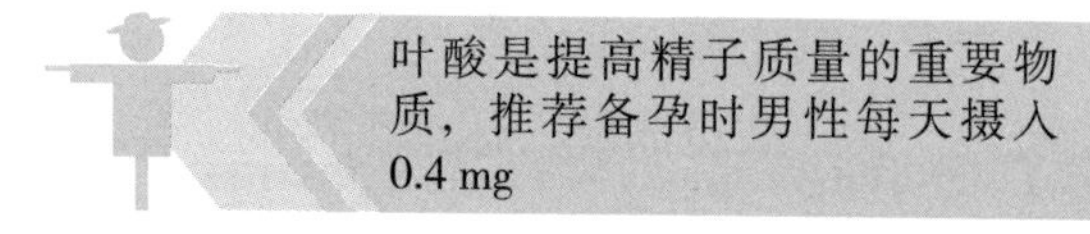

35. 备孕期间如何减少不良环境对妊娠的影响？

（1）空气污染：近年来空气污染越来越严重，对人体健康造成严重影

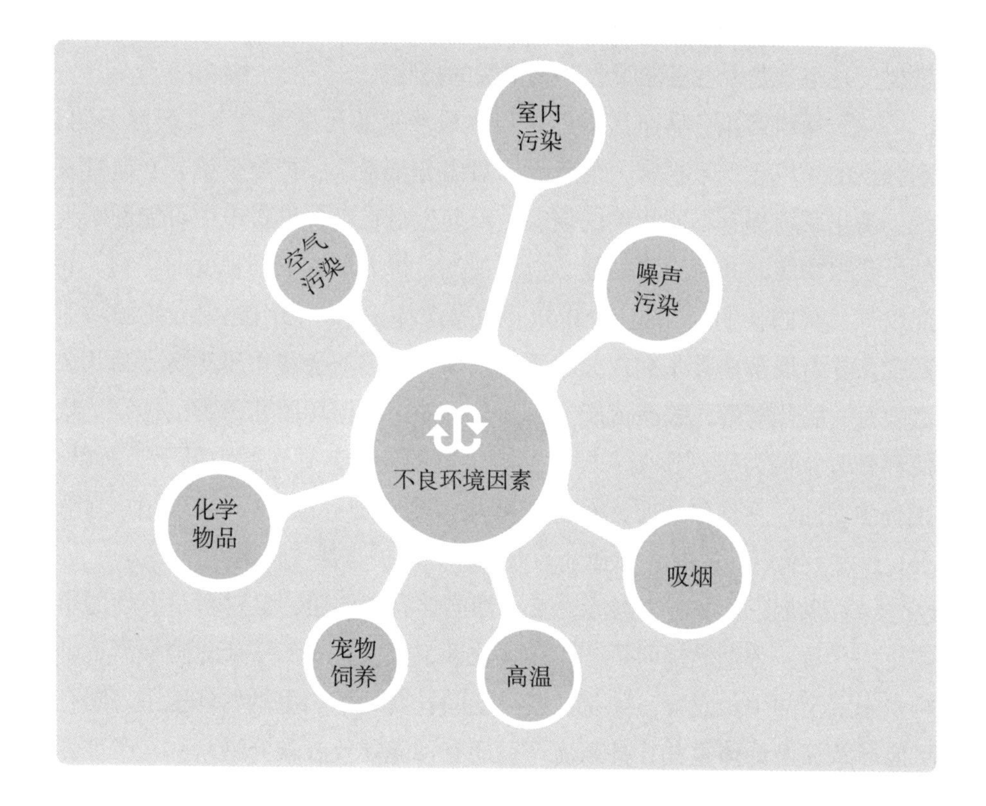

响。空气中二氧化硫浓度增高，尤其在冬季雾霾频发时节，研究表明，长期、超量吸入二氧化硫可能使人体细胞内的遗传基因、染色体发生异常，导致胎儿畸形。因此，冬季妊娠，胎儿出生缺陷率会稍高于其他季节。孕妇应选择合适的时间进行室外活动，冬季在下午 2~3 点运动比较理想；室内开窗通风也要选择合适的时间，冬季每天可以开 2 次窗，分别在上午 9~10 点和下午 2~3 点，每次 0.5~1 小时，也可以使用加湿器或放几盆水，以缓解室内干燥。

（2）室内污染：许多室内装修材料含有化学物质，尤其是不合格的家具产品，例如各种油漆、涂料和胶黏剂中的苯可能影响女性的健康。苯包括毒性较大的纯苯、甲苯，还有毒性较小的二甲苯。如果室内装修材料中的苯超标，容易使人中毒。装饰材料和家具中的各种人造板的游离甲醛不仅是可疑致癌物，还会影响精子和卵子的质量，同时会增加胚胎发生染色体异常的风险，也是引起胎停育的潜在因素。所以，室内装修时，应选择符合国家标准的装修材料，且装修后不宜立刻入住，最好装修结束 3~6 个月以后入住，使装修材料的有机溶剂充分挥发；同时，可在屋内放置常春藤、铁树、月季、龙舌兰等能吸收苯和甲醛的植物。

（3）噪声污染：噪声污染已是当代最严重的污染源之一，研究表明，高分贝的噪声会严重损害人的听觉，对内分泌系统、神经系统、心血管系统、消化系统都有不同程度的损害，长期生活在高分贝噪声中可能影响人的甲状腺功能，并对生育功能，以及视觉、智力都有不同程度的影响。除此以外，孕妇长期处在超过 50 分贝的噪声环境中，会引起内分泌腺功能紊乱，并出现精神紧张和内分泌系统失调，严重的会使血压升高、胎儿缺氧缺血、胎儿畸形，甚至流产。而高分贝噪声能损坏胎儿的听觉器官，致使部分听觉能力受到影响，同时影响大脑的发育，导致智力低下。所以，在备孕期间，女性需尽量远离噪声环境，尤其是卡拉 OK、音乐厅、酒吧等；当处于噪声环境时，加强个人保护，如戴护耳器或耳塞等。

（4）吸烟：吸烟有害健康，二手烟同样有害健康，且对备孕女性的影响更为严重。香烟燃烧时可产生一氧化碳，吸入过多的一氧化碳会严重影响未来宝宝的生长发育。如果在备孕期间长期处于二手烟的环境中，则有可能导致怀上低体重儿，甚至流产，还有可能导致激素分泌紊乱，严重者

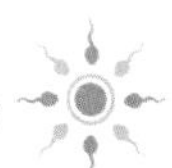

有可能会导致不孕。所以，女方备孕期间，男方一定要戒烟；如果室内有人吸烟，可开窗通风或离开。

（5）高温：高温环境会杀伤男性的精子，而精子质量低下与胎停育的发病息息相关。人体的体核温度是 37℃左右，而睾丸温度比体核温度低 2~3℃。男性的阴囊通过收缩和松弛，可以使睾丸温度保持在 35℃左右，这个温度是精子发育的最佳温度。温度过高对精子发育不利，易使精子的数量减少、活动力下降、异常形态精子增加，以及诱发生殖细胞凋亡等。所以，备孕期间男性应远离高温环境，夏季尽量不要长时间待在室外，不去蒸桑拿浴。坐姿不正、久坐、裤子过紧等均可导致阴囊温度过高，进而损伤精子，影响胚胎质量，导致胎停育的发生。

（6）宠物饲养：随着社会的发展，各种宠物已经走进千家万户，成为许多家庭的一分子，与人发生各种亲密接触。家庭宠物以猫、狗最为常见，然而猫、狗可能是弓形虫的携带者，而且它们身上的细菌、病毒也可能会传染给备孕者，所以养宠物要严格注意防范，否则会影响胎儿的生长发育。备孕前应进行身体检查，主要包括风疹病毒、巨细胞病毒、弓形虫、单纯疱疹病毒；备孕期间的女性要注意科学地与宠物相处，不要和宠物过度亲昵；注意宠物的清洁卫生，不碰宠物食物和粪便，定期给宠物注射疫苗。

（7）化学物品：我们的生活用品中，有许多物品都含有某些化学物质，尤其是化妆用品。例如铅被广泛应用于口红、指甲油、眼影、粉饼、染发剂中，其可通过皮肤进入人体，导致女性血铅超标，而宝宝的健康是和妈妈血液中的铅含量密切相关的。此外，普通的化妆品可能会含有乙醇、重金属、激素、矿物质油等，这些都有可能伤害女性的肌肤。所以，备孕及妊娠期间尽量不要使用化妆品，如果必须化妆，可选择专门针对妊娠女性设计的化妆品；护肤品可以选择基础护肤品，避免使用美白、淡斑系列的护肤品；最好不要去烫发、染发。

36. 备孕期间哪些检查应尽可能避免？

放射性检查作为诊断疾病的重要手段，已经成为临床常用检查，如 X 线检查、CT 扫描检查等。放射性检查对人体所有细胞均有一定的杀伤作用，尤其是生殖细胞，它可以使卵细胞染色体发生畸变或基因的突变，也可以使受精卵发生畸变。所以计划妊娠的女性最好在妊娠前3个月就开始避免接触放射线。

（1）X线检查：如X线胸透、X线胸片等。据国际放射防护委员会调查：以一座1 000万人的城市为单位，每年会有约350人因照射X线而诱发癌症、白血病和其他遗传性疾病。过量的X线辐射可能会对人的学习能力、逻辑思维能力有一定的影响。钼靶检查是X线检查的一种，是目前诊断乳腺疾病首选的无创伤性检测手段，痛苦相对较小，简便易行，且分辨率高，重复性好，留取的图像可供前后对比，不受年龄、体形的限制，目前已作为常规的检查。然而年轻女性对钼靶检查较为敏感，有可能会引起乳腺癌变。因此专家指出，为了避免X线的不必要伤害，应该严格控制X线检查的适应证，能不用尽量不用，尤其育龄女性要尽量避免使用。

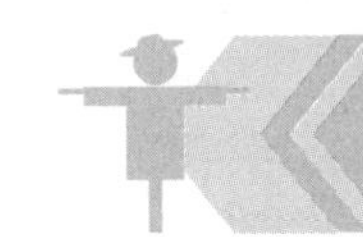

在备孕期间进行健康体检时不选择X线胸片、X线胸透、乳腺钼靶检查、CT扫描等放射性检查

（2）CT扫描检查：与药物的副作用不同，CT检查的副作用并不会在短时间内出现。值得注意的是，CT扫描对人体的损伤至少比X线检查要高出100倍，做一次CT全身扫描体检会使受检者因辐射致癌的风险增加约8%。

37. 在不知道怀孕的情况下做了放射性检查，孩子是“流”还是“留”？

有一些备孕女性，在不知道怀孕的情况下做了胸片、拍了牙片，或出行过安检时进行了腹部扫描，后期检查出怀孕后就很焦虑，害怕胎儿发育不正常，纠结孩子是“流”还是“留”。其实，孕妈妈不必过度担心。临床研究表明，在怀孕4周之前，也就是从末次月经第一天开始计算，孕28天之内，接受X线照射或服用药物（包括孕期明确禁用的药物）对胚胎的影响只有两个结局：一是胚胎受到了全部不利影响，导致自然流产；二是胚胎没有受到不利影响，正常地发育下去。这就是目前国际上公认的怀孕

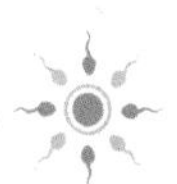

早期“全或无”的理论。因此，如果没有出现流产，尽管放心继续妊娠，当然，务必做好必要的孕期检查，或产前诊断。

38. 备孕期间能饮用咖啡吗？

现在的年轻人多有喝咖啡的习惯，尤其是生活在大都市的白领阶层，喝咖啡不仅可以提神，更是一种生活习惯，有的人甚至嗜咖啡成瘾，一天不喝都不行。但正在备孕的人可以喝咖啡吗？

众所周知，咖啡主要的成分是咖啡因，咖啡因的作用是刺激中枢神经系统、循环系统和消化系统。适量的咖啡因可减轻肌肉疲劳，促进消化液分泌，还有利尿作用，有助于将体内多余的钠离子排出体外，对人体有一定益处，但摄取过多有很多不利影响，甚至会导致咖啡因中毒。

女性过多摄入咖啡因会导致雌激素分泌减少，而体内雌激素水平下降，就有可能对卵巢的排卵功能造成不利影响，使得受孕概率降低。研究发现，平均每天喝咖啡超过 3 杯的年轻女性，其受孕概率要比从不喝咖啡的女性低 27% 左右；每天喝 2 杯咖啡的年轻女性的受孕概率比不喝咖啡的女性低 10% 左右。如果妊娠前喝了太多咖啡的话，妊娠后对胎儿很不利。而妊娠期间喝咖啡会增加流产和胎儿畸形的风险。如果孕妇在妊娠期间摄取太多咖啡因，会影响胎儿大脑、心脏和肝脏等重要器官的发育，胎儿有可能出现手指、脚趾畸形的情况，同时也会增加流产、早产、低体重儿等不良情况的出现概率。并且大量的咖啡因通过孕妇的血液循环进入胎儿体内，可使胎儿发生肠痉挛、胎动频繁、躁动不安等，易使胎儿发生先天畸形。研究还表明，喝咖啡不仅会伤害女性的生育能力，也会损伤男性精子，令精子不活跃。所以，准备要宝宝的夫妻在备孕和妊娠期间一定要少喝咖啡！

39. 备孕期子宫内膜多厚属于正常？如何判断子宫内膜是否正常？

子宫内膜是衬于宫腔表面的黏膜，分为致密层、海绵层和基底层。内膜表面 2/3 为致密层和海绵层，统称为功能层，受卵巢分泌的性激素影响，

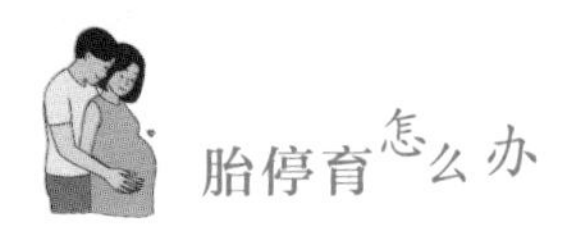

发生周期性变化而脱落，形成月经；基底层为靠近子宫肌层的 1/3 内膜，不受卵巢性激素影响。子宫内膜厚度因人而异。正常情况下，子宫内膜厚度是受卵巢性激素影响而发生周期性变化的，并不是一个固定不变的值。月经来潮前，子宫内膜相对较厚；月经来潮后，子宫内膜相对较薄。从医学角度来说，只有子宫内膜达到了一定的厚度，才能够更好更快地怀孕。一般认为，排卵期女性子宫内膜厚度在 8~10 mm 时妊娠率较高，子宫内膜＞ 7 mm，呈“三线征”时，胚胎更容易植入。

三线征：子宫内膜与子宫肌层之间形成的高回声的外侧线及两层子宫内膜表层紧贴形成的清晰可见的高回声的中心线

对于子宫内膜厚度的测量，通过常规妇科 B 超即可准确得出，另外，亦可采用宫腔镜检查，宫腔镜对宫腔内的形态、宫腔内息肉等的呈现非常直观，也可协助判断输卵管的通畅度。

40. 子宫内膜薄会不会引起胎停育？如何进行调理？

子宫内膜是胎儿生长发育的“土壤”，是胚胎的落脚处，“土壤”是否肥沃与胎儿发育有着密切关系。一般而言，8~10 mm 的子宫内膜厚度为比较适合胚胎种植的厚度，如果女性子宫内膜薄，意味着种植的“土壤”贫瘠，胚胎不易着床，女性自然也就不易妊娠。目前公认的是，排卵期子宫内膜厚度≤ 7 mm 即为子宫内膜薄。

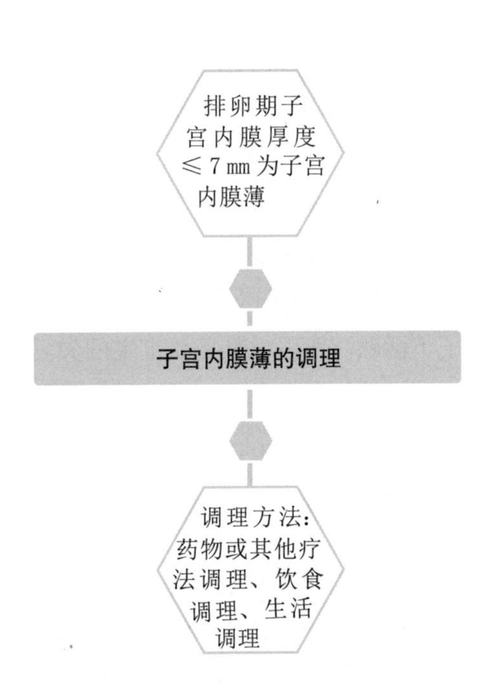

对于确诊子宫内膜薄的女性，应对因治疗，通过中西医结合等方法增加体内雌激素，改善子宫血流，

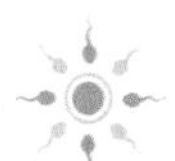

以促进子宫腺体及血管增生，增加子宫内膜雌激素、孕激素受体数量等，进而增加子宫内膜厚度。

（1）药物或其他疗法调理：可依据患者体质辨证使用中药或针刺、艾灸等疗法，以促进子宫内膜的增长。

（2）饮食调理：可以多吃富含雌激素的食物，如豆制品（豆腐、豆浆、豆干等）、谷类（小麦、黑米、燕麦、糙米等）以及花生酱、洋葱等。这些食物有助于补充体内雌激素，促进子宫内膜的生长。蜂王浆、蜂蜜等蜂产品中也含有较多的天然雌激素，可以适当食用以提高体内的雌激素水平。平时可摄入适量的蛋白质，能够促进子宫内膜的修复和再生，如牛奶、肉类、蛋类、豆类等。铁和叶酸对血液循环和子宫内膜的形成和修复也至关重要，红肉、绿叶蔬菜、豆类等食物富含这些营养素。

饮食宜清淡，避免辛辣、油腻等刺激性食物的摄入。戒烟酒，保持良好的生活习惯，避免对子宫内膜造成进一步的损害。

（3）生活调理：首先要保持一个良好心态，心情愉悦，避免精神过度紧张或压力过大。其次要注意经期保暖，必要时可在腹部放置热敷垫或暖水袋，促进血液循环，并松弛肌肉，减轻器官痉挛，促进经血排出。再次要避免生殖道的感染，女性妇科炎症要早发现、早治疗，避免炎症上行感染。最后要坚持适度运动，可以选择自己喜欢和适合自己的运动方式，如散步、游泳或瑜伽，瑜伽运动尤其可促进血液循环，改善女性内分泌失调，是保养子宫的好方法。

41. 卵泡发育不良，如何调理？

卵泡发育不良通常表现为：①不发育。卵泡不发育，仅仅在很小的水平。②卵泡小。卵泡发育，但不成熟，直径小于 18 mm。③卵泡不破裂。卵泡发育成熟，但是不破裂，无法排卵。

调理方法：①避免经常熬夜，要学会劳逸结合，放松心情。②保证饮食营养均衡。挑食、节食都会造成营养不良，降低人体的免疫

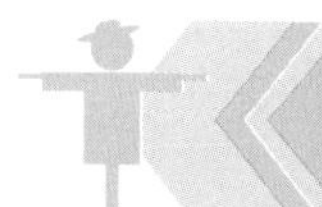

避免熬夜，饮食营养均衡，及时就医，保持规律的性生活，远离劣质日化用品，进行卵泡监测，多食谷类食物等

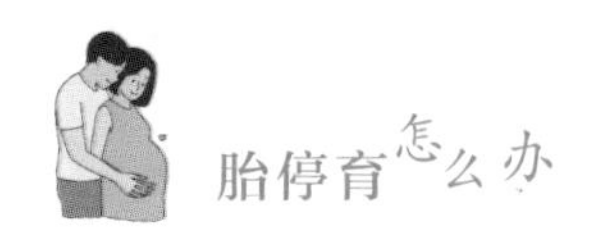

能力。少吃生冷、辛辣食品，常饮牛奶，远离二手烟，经常锻炼身体，增强体质，以防早衰。③及时就医。一旦发现有妇科炎症应及早治疗，防止卵巢受到感染。针对卵巢早衰造成的卵泡发育问题，治疗关键是早发现、早治疗。女性要了解卵巢早衰的病症及危害，一旦发现自己月经量减少或突然停经，要及时就医，切不可拖延，错过治疗的最佳时机。④保持规律的性生活。每周1~2次和谐的性生活，能够使女性拥有一个良好的内分泌环境,有利于卵巢健康。⑤远离劣质染发剂、增白化妆品等劣质日化用品（其中含有的苯、汞及汞化合物、烷基苯磺酸盐等成分都可以通过皮肤黏膜吸收,导致女性卵巢功能严重受损）。⑥进行卵泡监测。“促排卵＋卵泡监测”是目前临床上最常用的方法，也是疗效较好的方法。卵泡监测可以充分了解卵泡的生长发育情况，指导临床用药与受孕，在卵泡大小合适、即将成熟时，可以利用药物促进卵泡快速成熟并排卵，指导患者在此时段内合理同房，可以明显增加妊娠概率。中医对卵泡发育不良的治疗，具有疗效确切、无明显毒副作用的优点，可以在专科医生指导下应用。⑦多食谷类食物。女性朋友在日常生活中应该适量地多吃一些含有植物类雌激素的食物，很多时候女性出现不排卵的情况多半是因为体内雌激素过低。谷类食物属于植物类雌激素食物，女性多吃谷类食物不仅可以补充雌激素，还能促进卵泡的发育，增加受孕概率。豆类中也多富含植物类雌激素，其中黑豆最为典型，建议在月经前及月经后都应该多吃黑豆。另外，卵子的正常发育还少不了维生素C的参与，因此女性朋友可以多吃一些富含维生素C的水果，如猕猴桃、苹果等。

42. 卵泡发育不良，常用的食疗方有哪些？

（1）甲鱼汤：甲鱼汤对不排卵的女性来说，是一种特别有效的食物疗法，它可以促进卵泡的发育，增加受孕的概率。

（2）生姜红糖茶：中医认为，生姜红糖茶具有很好的暖宫及活血的作用。而宫寒是导致女性卵泡发育不良的主要原因之一，调理宫寒能更好地促进卵泡的发育，从而生成健康成熟的卵子。

43. 如何评估卵子质量？

优质的胚胎取决于优质的精子和卵子。数亿的精子射出体外后，与卵子“会面”的征途上，需要通过阴道、子宫颈、子宫腔、输卵管的道道关卡，“优胜者居上”，经过层层“选拔”后，能获得与卵子“会面”机会的精子多数都是“优中选优”的高质量精子了。而卵子却不一样，一般每个月只有一颗卵子发育成熟，除了发育为优势卵泡之前有一定的“选择权”，发育为优势卵泡之后，就不存在竞争了，所以卵子的质量一定程度上决定了胚胎质量。对于有过胎停育的女性，评估并设法提高卵子质量，不仅是确保未来能够成功受孕的关键环节，更是预防再次发生胎停育的首要步骤。那么，具体该如何科学而有效地评估卵子的质量呢？

自然受孕的女性，根据目前的医学诊疗技术，还不能直接判断其卵子的质量，但是可以通过一些临床检查和实验室检查间接评估卵子质量。如性激素六项检查是女性生殖系统常规检查。

◎ 月经第 2~3 天，可通过性激素六项测定激素水平如何，了解卵巢功能的情况，判断是否存在高雄激素、高催乳素、高黄体生成素，这些异常都会影响卵子的质量；排卵前，测定雌激素、黄体生成素水平可了解卵泡成熟后及排卵前激素的状态，间接了解卵子成熟情况及能否正常破裂；排卵后 7 天，测定孕酮和雌激素水平可了解黄体功能的情况，一般来说，优质的卵子和正常的排卵是黄体功能正常的前提。

◎ B 超可监测卵泡发育的速度、形态、大小。月经的前半期，卵泡的发育都有一定规律，一般来说，生长速度均匀、形态较饱满的卵泡质量更佳，如卵泡生长过慢或过快，或形态过扁，卵泡过大未能及时排出，都提示卵泡质量可能欠佳。

44. 想要培育优质的卵子该如何做？

古代医者在很久以前就提出“经调子嗣”，意思就是，正常妊娠的前提是正常的月经，包括规律的月经周期，正常的月经量、色及月经前后无特别不适症状。只有正常的月经才有培育优质卵子的可能。那怎么才能有正常的月经呢？除去年龄和遗传因素外，生活方式也是重要因素之一，包括饮食、运动、睡眠、情绪等。从某种意义上讲，一颗优质卵子是养出来的。从窦前卵泡发育到成熟卵泡平均需要85天时间，所以，想要培育出优质卵子，至少需要提前3个月就开始准备。

再次提醒：
培育优质卵子，至少应提前3个月开始准备

注意：
心情舒畅、适度运动、远离有害环境、健康饮食、中药调理

（1）保持心情舒畅，减轻心理负担：发生胎停育后，女性朋友们不免会出现多种不良情绪，如失望、焦虑、恐惧等，持续的不良情绪会引起内分泌的紊乱、月经失调，甚至排卵功能异常，降低卵子质量。所以，学会调整情绪、管理情绪，是备孕期的重要一课。

（2）适度运动，提高身体素质：对于经常坐办公室的女性，适度运动可以提高身体素质，有利于改善内分泌紊乱，缓解紧张情绪，释放工作和生活中的压力，从而提升卵子的质量。对于久站和从事体力劳动的工作者来说，适当的活动不但不会增加一天的劳累，反而能缓解一天的疲惫。一般以有氧运动为主，每周至少运动3次，每次不少于30分钟，慢跑、游泳、瑜伽、跳舞等运动形式都是不错的选择。

（3）远离有害环境，改变不良生活习惯：高温、辐射、农药、油漆、重金属、汽车尾气、甲醛等有害因素都会对卵子产生不良的影响，增加胚胎异常的风险。如果从事相关行业的工作，在受孕前几个月，最好能调整工作环境。家庭居室刚装修过的，建议不要太早搬进去，在检测合格之后再入住。雾霾天气减少室外活动，外出时需要佩戴防雾霾口罩。避免妊娠前做放射性检查；微波炉运作时，应该与其保持一米以上的距离；不要长时间携带手机。不宜养宠物。夫妻双方在妊娠前一段时间以及妊娠期间应该戒烟、戒酒，并保证充足的睡眠，避免熬夜，减少咖啡、浓茶的饮用。

（4）均衡营养，健康饮食，控制体重：备孕期间，只有保证营养，才能为妊娠提供基本的物质基础，但前提是均衡营养、健康饮食，不能一味追求高热量、高脂肪等，或是不考虑自身体质，盲目“大补”。三餐饮食

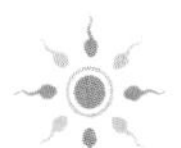

要以低油、低脂、清淡为原则，少吃速食与快餐，多吃蔬菜、水果，避免摄入辛辣、油腻食物，以减少内热滋生；尽量多吃温性食物，不过食生冷之品。同时，需要控制体重，体重过重者适当减肥，体重过轻者需要增加营养，适当增加体重。过胖或过瘦都有可能引起内分泌紊乱、月经不调，甚至排卵功能异常，降低受孕能力。妊娠导致的并发症（如糖尿病和高血压）在超重的妇女中较为普遍；体重过轻的孕妇则易产下低体重儿或有出生缺陷的胎儿等。

（5）适当配合中药调理：肾主生殖，肾精充足，天癸充盈，才能孕育优质的卵子。中医通过四诊合参，辨证施治，能改善亚健康状态，改善睡眠，提高免疫力，纠正内分泌紊乱，同时运用补肾、益精、养血的中药能调整卵泡形态、生长速度、大小，从而提升卵子质量。

45. 对卵巢功能减退患者，中医如何调治？

国家生育政策的放开让许多高龄女性，包括年龄超过 40 岁的女性萌生了要二胎的想法，但是，高龄女性卵巢功能减退，受孕率明显下降，妊娠后胎停育发生率增高，生育二胎的风险更大。卵巢功能减退是指卵巢产生卵子的能力减弱，卵母细胞质量下降，导致女性生殖能力减弱及性激素缺乏，一般可表现为月经周期的改变、经量的异常、闭经、不孕及潮热、盗汗、烦躁等围绝经期症状。

卵巢功能减退属于中医学“月经量少”“月经后期”“月经先后不定期”“闭经”“不孕症”的范畴，病位在肾及冲任，涉及心、肝、脾，病理因素以瘀血为主。《素问·上古天真论》云：“女子七岁，肾气盛，齿更发长。二七而天癸至，任脉通，太冲脉盛，月事以时下，故有子……七七，任脉虚，太冲脉衰少，天癸竭，地道不通，故形坏而无子也。”卵巢分泌及排卵功能正常有赖于肾气旺盛、天癸成熟、冲任通盛、精血充沛及月经正常。故治疗本病应着重从肾入手，然而，心肾相济、肝肾同源、脾肾相资，因此治疗本病尚需调理心、肝、脾。中医认为“血瘀冲任则可闭经”。肾虚精亏，经脉失充，心、肝、脾瘀滞均可致血液流通不畅，阻滞冲任，形成瘀血。瘀血既成，阻塞脉络，使气机不畅，新血不生，而致月经过少、月经后期、闭经、不孕。

本病治疗当以滋肾补肾、理气活血、调理冲任为主。治疗常选用肉苁蓉、熟地黄、山药、山茱萸、覆盆子、当归、枸杞子、菟丝子、茺蔚子、鸡血藤、香附等。偏肾阳虚者酌情选加补骨脂、巴戟天、淫羊藿等；偏肾阴虚者酌情选加女贞子、制何首乌、黄精，可配合中成药乌鸡白凤丸、杞菊地黄丸等，嘱患者调畅情志、作息规律、适度运动、减轻压力和保证睡眠，也可使用针刺、艾灸等疗法。

46. 卵巢功能减退患者常用的食疗方有哪些？

（1）参鱼瘦肉汤：鱼鳔、猪瘦肉各 50 g，枸杞子、太子参各 20 g，生地黄 18 g。将鱼鳔用清水泡软，切成小条状；猪瘦肉洗净，切丝，其余食材洗净。将全部食材放入锅内，加清水适量，文火煮 1~2 小时，加盐调味，喝汤吃鱼鳔、枸杞子及猪瘦肉，一天之内服完。

（2）二仙羊肉汤：仙茅、淫羊藿各 12 g，生姜 15 g，羊肉 250 g，盐、味精各适量。将羊肉切片后放砂锅内，加清水适量，再将用纱布包裹好的仙茅、淫羊藿、生姜放入锅内，文火煮至羊肉烂熟，加入盐、味精即成，去药包后食肉喝汤。

（3）猪脊肉粥：猪里脊肉 60 g，大米 90 g，香油、盐、花椒各少许。先将猪里脊肉洗净、切片，用香油略炒后加入清水，再放入大米煮粥。待粥熟时，放入盐、花椒，再煮沸后即可食用。

（4）银杞明目粥：银耳 15 g，枸杞子 10 g，鸡肝 100 g，茉莉花 10 g，粳米 100 g，盐、味精各适量。银耳用水泡发后撕成小片，鸡肝切成薄片，将银耳、鸡肝与粳米一起按常法煮粥。待粥煮至六成熟时，加入枸杞子，继续煮至全熟，再放入盐、味精和茉莉花，即可食用。

（5）灵芝炖猪蹄：灵芝 15 g，猪蹄 1 只，料酒、盐、味精、葱段、姜片、猪油各适量。将猪蹄洗净去毛，灵芝洗净切片。锅内放猪油，烧热后加葱段、姜片煸香，放入猪蹄、料酒、盐、味精、灵芝，加适量水，大火烧沸后改用小火炖至猪蹄烂熟，即可食用。

47. 原因不明的胎停育，中医如何调治？

针对原因不明的胎停育，我们倡导“夫妻同调同治”。中医认为“肾主生殖”，肾为先天之本，主藏精，系胞胎。《女科集略》曰：“女子肾脏系于胎，是母之真气，子所赖也。”肾气的盛衰不仅关系到能否受孕，对妊娠后胚胎的生长发育也起着重要作用，因此肾虚是胎失所系的重要因素。养胎者血也，护胎者气也。妇女以血为主，气为血之帅，气行则血行，气滞则血瘀，气旺则血生，血旺则气足，二者相互为用。若气血虚弱，则气不摄血，血不养胎，胎元不固，而致“屡孕屡堕”。

现代药理研究表明，补肾中药一方面可以明显促进血管生长，增加血管数目，特别是子宫组织中的血管数目，镜下可见呈旺盛树枝样分支的新生血管生成的现象，从而证实补肾中药具有明显促进子宫组织血管生成的作用；另一方面，男性服补肾中药还可以调整内分泌功能，提高精子质量，对精子浓度、精子活动力、精子形态、精子 DNA 碎片率等都有改善，因此，通过补肾来治疗原因不明的胎停育亦有现代科学依据。

此外，依据患者的体质和病情，若配合中医特色疗法，如针刺、艾灸、耳针、中药外敷等，可进一步降低胎停育的发生率。

48. 子宫内膜息肉是否会引起胎停育？是否需要治疗？

子宫内膜息肉是由子宫内膜局部过度增生形成的赘生物，由子宫内膜腺体、间质和血管组成，数量可单个或多个，直径从数毫米到数厘米，可分为无蒂和有蒂。患者可无症状或表现为经间期出血、月经过多、经期延长或不规则出血。

子宫内膜息肉可导致不孕、复发性流产及胚胎种植反复失败。息肉部位的内膜腺体和间质对孕激素的敏感性下降，影响子宫内膜蜕膜化，降低子宫内膜容受性，影响胚胎着床。备孕期，如果发现子宫内膜息肉生长，尤其超过 1cm，建议治疗。可以选择手术治疗，根据息肉的大小、位置、治疗目的、手术风险、医院条件等因素采取不同的手术方式，推荐宫腔镜下子宫内膜息肉切除术作为优先治疗措施，术中及术后需要注意保护子宫内膜。

49. 子宫肌瘤会不会引起胎停育？是否需要手术治疗？

子宫肌瘤是子宫平滑肌组织增生而形成的良性肿瘤，根据其分布位置的不同，可分为肌壁间肌瘤、浆膜下肌瘤和黏膜下肌瘤。通常情况下，该病少见于 20 岁以下的女性，多见于年龄段在 30~50 岁的女性，且多为良性，因此患者不必有过重的思想负担。

对育龄女性来说，子宫肌瘤首要的危害就是影响妊娠。肌瘤位置如果在输卵管附近，可能对其产生压迫，阻碍正常的排卵和受精卵着床，导致长期无法妊娠。其次是导致胎停育，较大的子宫肌瘤会阻碍胚胎发育，子宫肌瘤患者比正常人发生胎停育的概率高 25%。

子宫肌瘤的手术指征有个体差异，但一般来说，子宫肌瘤直径超过 5 cm 表示病情比较严重，需要手术切除。如果子宫肌瘤直径 5 cm 以下，可采取药物治疗的方法控制子宫肌瘤的增长。无症状的子宫肌瘤则无须治疗，单个的子宫肌瘤可以通过手术摘除。子宫肌瘤的治疗方法需要根据个人年龄、临床表现及内分泌情况确定。建议到专业医院进行检查，在医生的指导下明确治疗方案。

50. 子宫腺肌病会不会引起胎停育？该如何治疗？

子宫腺肌病是指子宫内膜腺体和间质侵入子宫肌层引起的病变，常同时合并子宫内膜异位症或子宫肌瘤。主要症状为经量过多、经期延长和逐渐加重的进行性痛经。其可造成子宫后壁肥厚、盆腔粘连，不利于排卵及胚胎着床，进而导致不孕。怀孕后出现流产、早产和死产的概率显著增高，相应的产科并发症，包括胎膜早破、先兆子痫、胎位异常等发生率也明显增高。子宫腺肌病患者一般可用药物治疗，并需积极治疗并发症。另外，中医在治疗子宫腺肌病方面也有不少优势，可以考虑中医治疗。

平时生活及饮食上需要注意：①忌食寒凉之品，尤其是肠胃功能不佳

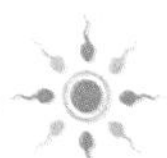

的女性，经前、经期均应忌食生冷、寒凉食品，以免寒凝血瘀而使子宫腺肌病加重。②清淡饮食，忌食辛辣、油腻之品，部分子宫腺肌病患者月经量多并伴有痛经，食用辛辣温热、刺激性强的食品，则会加重盆腔充血、炎症，或造成子宫肌肉过度收缩，而使痛经加重，经量增多。所以像辣椒、胡椒、大蒜、葱、姜、韭菜、鸡汤、榴莲及辛辣调味品等，应该尽量少吃或不吃。③适当锻炼身体，增强体质，但是不能过度活动，过度活动也容易加重子宫腺肌病病情。

51. 纵隔子宫会不会引起胎停育？是否需要手术治疗？

纵隔子宫是一种先天子宫畸形，分为完全纵隔子宫和不完全纵隔子宫。纵隔组织与正常子宫壁组织不同，其血管少，如果胚胎着床于此，可因为纵隔区域血液循环差，致胎盘缺血而导致胎停育；或因为子宫的形态，扰乱子宫正常的生育功能，最终会引发女性不孕。若能够成功受孕，由于子宫收缩不规律，也常常见到胎停育或早产，甚至难产的现象。手术治疗是目前纠正纵隔子宫的唯一方法，然而手术治疗的效果取决于纵隔子宫的类型和纵隔子宫畸形程度。一般来说，组织较厚、血运越丰富、与子宫底相连处越窄的纵隔，术后女性受孕率就越高。术中、术后要给予相应预防子宫腔粘连的措施。

52. 子宫腔粘连会不会引起胎停育？

胎停育与子宫腔粘连也有一定关系。发生子宫腔粘连后，子宫内膜会变薄，不利于胚胎着床，血供也会减少，胚胎得不到充足的营养；而且子宫内的环境也会变狭窄，胎儿可能会受到挤压，生长发育受到限制。如果发现有子宫腔粘连、子宫腔变狭窄，可借助于宫腔镜手术，将子宫腔粘连部位分离，以降低胎停育的发生率。

53. AMH 是什么意思？它与胎停育有关吗？

AMH 是指抗米勒管激素，又称“米勒管抑制物质”。该激素是评估卵巢储备功能的一个重要指标，它由卵巢小滤泡的颗粒层细胞分泌，能反映整个生命周期的卵巢活性，因使用的检测方法或试剂不同，其正常范围也有差异。一般而言，AMH 数值越高，代表卵子存量越多；AMH 数值越低，表明卵子存量越少，卵巢功能越差。并且该项激素的分泌和月经周期无关，在周期的任何一个时间都可以抽血化验。临床上一般与性激素六项联合检查，对卵巢功能的评判更有指导价值。

据观察，血清 AMH 水平低的年轻女性实施体外受精 - 胚胎移植（IVF-ET）助孕后早期流产率较高。因此，对于低 AMH 水平的年轻患者，不仅要关注助孕过程，也要关注妊娠后早期自然流产问题。也有研究结果显示，在年轻女性中，孕前高 AMH 水平会增加新鲜周期胚胎移植后的早期流产风险。目前关于母体血浆 AMH 水平与产科及新生儿并发症相关性的研究相对较少。总之，较低或较高的基础 AMH 水平均可增加自然流产风险。

妊娠后监护及保胎

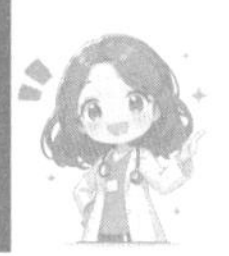

准妈妈发现妊娠后，惊喜之余，更多的是担心，会不会再次出现胎停育？该做哪些检查才能知道胚胎或胎儿发育是不是正常？本篇就如何妊娠监护及保胎等问题做出解答。

1. 妊娠早期血 HCG、孕酮、雌二醇水平的变化规律是什么？

（1）血 HCG 水平的变化：受孕后血 HCG 水平的变化有一定的规律，通过观察血 HCG 水平的变化情况，可以了解是不是正常妊娠及胚胎发育情况等。

妊娠的诊断：排卵后 7 天左右，开始分泌微量 HCG，受精后 7~10 天能在孕妇血液中检出。受精卵植入 1 周内，血 HCG 水平从 5 IU/L 上升至 50 IU/L，即可明确妊娠诊断。

妊娠早期血 HCG 的倍增时间为 1.4~2.2 天。一般认为，正常妊娠情况下，血 HCG 水平每天至少增长 24%，2 天至少增长 53%，正常妊娠前 6 周，血 HCG 水平每 36~48 小时约增长 1 倍。妊娠 6 周后，当血 HCG 水平达到 6 000~10 000 IU/L 时，血 HCG 上升速度开始减慢。血 HCG 于妊娠 8~10 周达到高峰，为 100 000~200 000 IU/L，每个人因个体差异有所区别。持续约 10 天后迅速下降，约在妊娠 20 周下降到最低值，并持续至分娩；产后明显降低，分娩后若无胎盘残留，约在产后 2 周内降至正常水平。

异位妊娠时血 HCG 水平的变化较正常妊娠时小。动态测定血 HCG，若无阴道流血，48 小时 HCG 上升少于 50%，或者 HCG 下降缓慢，半衰期大于 1.4 天，异位妊娠风险增大；如血 HCG ＞ 2 000 IU/L，阴道 B 超未在宫腔内探到妊娠囊，需警惕异位妊娠。通常，完全流产时，血 HCG 水平明显下降（48 小时血 HCG 水平下降超过 50%）。

葡萄胎时，绒毛滋养细胞高度增生，产生大量 HCG，血 HCG 数值通常高于对应妊娠周数的正常值；而且在停经 12 周以后，血 HCG 随着子宫增大持续上升，常超过 100 000 IU/L，且持续不降，利用这种差别可辅助诊断。

（2）孕酮水平的变化：在妊娠的前 3 个月，孕酮水平相对稳定，并且不随妊娠时间的增加而发生较大的变化。如果比较平稳的孕酮水平突然大幅下降，或持续低水平，则需警惕胎停育的可能。

（3）雌二醇水平的变化：妊娠 5~9 周，雌二醇由黄体分泌，10 周以后由胎盘分泌。妊娠早期随着妊娠周数的增加，雌二醇呈缓慢增长趋势（这是相对于血 HCG 翻倍增长速度而言，增长相对缓慢），提示胎盘能够发挥正常的生理功能，胚胎发育正常。如果雌二醇持续下降，则需警惕胎停育的可能。如果仅是偶尔的小幅度的波动，考虑是雌激素的脉冲式分泌影响检查结果。后者应详细询问病史，确认是否有阴道出血或子宫腔出血情况，出血也会引起雌二醇水平的波动。

2. 妊娠早期血 HCG 水平必须是隔日翻倍增长吗？

HCG 作为胎盘的滋养细胞分泌的一种糖蛋白激素，是明确妊娠的重要指标。临床上根据血 HCG 翻倍数值，结合 B 超可以判断胚胎发育的情况，但是，临床诊断并非完全拘泥于隔日翻倍的标准。随着妊娠的进展，血 HCG 水平翻倍的时间会越来越长，血 HCG 值超过 10 000 IU/L 以后，就不能用翻倍来评估了，只要持续升高即可，而且胚胎发育的情况还需要结合其他检查结果共同评估，不能仅凭一份报告就做出判断。因为每个人的情况都不一样，一定要在专科医生的指导下判断胚胎发育的状况，并定期复查，才能最终确定。我们在临床上经常碰到血 HCG 水平翻倍不好，最后证实胎儿发育很好的例子，也有实验室检查血 HCG 水平一直很好，却突然胎停育的，所以，评估胚胎发育情况时，要考虑各种因素，综合分析，不能仅凭某一项检查或是某一次检查就做出判断。

3. 血 HCG 水平增长缓慢，但是没有下降，是不是提示没有胎停育？

受孕成功的那一瞬间，就注定了孩子与父母之间的缘分，受精后第 6 天受精卵滋养层形成，开始分泌微量的 HCG。若为正常妊娠，48 小时内血 HCG 水平倍增，若 48 小时血 HCG 水平增幅低于 50%，提示可能是胚胎发育不良。因此，临床上我们依据血 HCG、孕酮等值的变化及 B 超检查可确定是否发生胎停育。

4. 妊娠早期孕酮的正常范围是多少？孕酮低需要补充吗？需要怎么补充？中医如何治疗？

一般妊娠早期血孕酮为 63.6~95.4 nmol/L（20~30 ng/ml），正常妊娠过程中，一定量的孕酮水平是维持妊娠的必要条件。妊娠初期，孕酮的来源是妊娠黄体。高水平的孕酮对增大的子宫起着明显的镇静作用，对早期妊娠的支持十分重要。孕酮可使子宫肌纤维松弛，兴奋性降低，同时降低妊娠子宫对缩宫素的敏感性，减少子宫收缩，有利于胚胎在子宫内生长发育。如孕酮水平不足，可导致先兆流产。妊娠早期检测孕酮对早期先兆流产的诊断治疗有着重要的意义。血孕酮值大于 79.5 nmol/L（25 ng/ml），B 超检查妊娠囊正常，流产可能性很小。如果孕酮值偏低，在确定正常妊娠的情况下可以补充孕激素，如地屈孕酮片等。有小部分患者虽然孕酮水平仍在正常范围，但是有阴道出血、腹痛、腰酸等先兆流产症状，也可以适当给予一定量的黄体酮制剂，改善先兆流产的症状。

中医在保胎方面有一定优势，以补肾健脾、益气养血为治疗大法，以保胎名方“寿胎丸”为基础方加减，或辨证施治，通过调整脏腑气血以达到肾气盛、肾精充、脾胃健、气血旺的效果，可以改善先兆流产的症状，而且研究也证实，中药能提高孕酮水平和保胎成功率。

5. 妊娠早期 B 超图像有哪些表现？

正常妊娠后，B 超图像可以依次看到妊娠囊、卵黄囊、胚芽、原始心管搏动，同时 B 超图像的变化与妊娠的时间有关，并有一定的规律，了解这些变化规律后，可以通过阅读 B 超报告，自己判断妊娠正常与否。

（1）B 超可以看到妊娠囊的时间：受精后 6~7 天，囊胚开始着床，即植入。妊娠囊是 B 超明确妊娠的标志。B 超报告单多提示规则的囊性回声。对于月经规律者，腹部 B 超一般在停经后 6 周左右可以看到妊娠囊，经阴道 B 超一般 5 周左右可以看到。临床也可以根据血 HCG 水平判断是否能经腹部 B 超看到妊娠囊，一般血 HCG ＞ 2 500 IU/L 时可看到妊娠囊；血 HCG ＞ 1 500 IU/L 时可经阴道 B 超看到妊娠囊。如果血 HCG ＞ 2 000 IU/L，经阴道 B 超仍未看到妊娠囊，或血 HCG ＞ 3 000 IU/L，经腹部 B 超仍未看到妊娠囊，则需警惕异位妊娠。临床因检查结果的正常参考值、超声仪器、超声医师经验等有一定差异，所以应综合分析各种指标，不能仅凭一次检查结果就做出最终诊断。

（2）妊娠囊增长与妊娠时间的关系：正常妊娠囊一般每天增长 1~1.2 mm。通过 B 超测量妊娠囊的大小来算得平均值，就可大致预测相应的妊娠时间。计算公式为：妊娠龄（天）= 妊娠囊平均直径（mm）+30，此公式仅适用于胚芽出现前的大体估算。比如，妊娠囊大小约为 10 mm × 8 mm，则计算直径为 9 mm，妊娠时间约为 39 天。临床根据妊娠囊的形态、增长速度可以大致判断妊娠预后。如妊娠囊增长幅度过慢，或形态不规则，则提示可能有胎停育。

（3）卵黄囊出现的时间：卵黄囊是卵子受精 2 周后滋养层内壁细胞迅速分裂、分化形成的一个囊腔，也是妊娠囊内 B 超可见的首个解剖结构。B 超表现为亮回声环状结构，中间为无回声区，位于妊娠囊内，大小为 3~8 mm，多数小于 5 mm，经腹部 B 超最早 6 周可看到，经阴道 B 超最早 5 周可看到，约 10 周时消失，12 周后完

> 妊娠早期 B 超图像可以依次看到妊娠囊、卵黄囊、胚芽、原始心管搏动，并有一定的规律。建议了解这些规律。

全消失。

卵黄囊是确定正常妊娠的标志，它的出现可以排除异位妊娠时宫内的假妊娠囊。妊娠囊＞ 20 mm 而未见卵黄囊或胎儿，需警惕胎停育。临床因卵黄囊的位置及超声医师经验的差异，卵黄囊的出现与否一般不作为唯一诊断胎停育的指标，可作为协诊的参考指标。除此以外，卵黄囊形态和大小异常也可作为妊娠早期胎停育或发育异常、染色体异常等的指征之一。卵黄囊异常主要表现为卵黄囊形态失常（如塌陷、褶皱、轮廓欠清）、过大（＞ 10 mm）、过小（＜ 3 mm）和缺如。卵黄囊过大易出现胎儿畸形，卵黄囊过小多与自然流产有关。

（4）胚芽出现的时间：经阴道 B 超最早 6 周，经腹部 B 超最早 7 周可以见到胚芽及原始心管搏动。多数胚芽径线在 2 mm 时常能见到原始心管搏动。一般胚芽＞ 5 mm 仍未见原始心管搏动，或妊娠囊直径＞ 25 mm 仍未出现胚芽回声，则提示有胎停育的可能。

B 超检测出胚芽以后，胚芽的长度可作为妊娠早期估计妊娠时间的首选。随着妊娠的继续，妊娠 3 个月以后，依据胎儿的双顶径和头围能更准确地评估妊娠的周数。

6. 再次妊娠后，什么时候是保胎的最佳时机？需要注意哪些事项？

张某夫妇曾有妊娠 50 多天而胎停育的病史，今年 5 月再次妊娠，妊娠后没有出现腰酸、腹痛或阴道出血等异常症状，妊娠 50 天时突然恶心症状消失了，就立即去医院检查，检查后医生告知已经失去保胎时机，胚胎已经停止发育。张某夫妇很困惑，妊娠后一直在家休息，并且没有什么不舒服，怎么就发生了胎停育。那么像他们这种情况，什么时候保胎最好？

保胎的最佳时机要因具体情况而定。一般来说，需要参考胎停育的次数、时间、原因及妊娠后相关项目检查结果。总体原则是，既往胎停育的

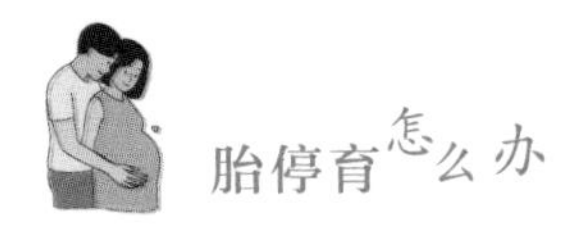

次数越多，保胎开始的时间越早，至少要早于以往胎停育的时间，确定妊娠后即需要严密监测妊娠相关项目指标，随时根据相关项目检查结果调整保胎方案；保胎结束的时间一定要超过既往胎停育的时间至少半个月，如果先兆流产症状没有消失，无论检查结果如何，保胎治疗都不能随意停止。如果既往是生化妊娠，或多次胎停育，或胎停育的病因复杂，则需要 B 超监测卵泡发育，排卵后适当给予保胎药，把保胎时间提前，并及时诊断是否受孕，制订更完善的保胎治疗方案。同时还要注意以下几点：

对于需要及早开始保胎的妊娠，应尽可能早地排除异位妊娠。以下指标可供参考：妊娠早期血 HCG 水平隔日翻倍增高，血孕酮基础水平 > 79.5 nmol/L（25 ng/ml），80% 是宫内妊娠；或血 HCG 水平达到 1 500 IU/L，经阴道 B 超可以看到妊娠囊也能证实宫内妊娠。

确定妊娠后如果出现先兆流产症状，即妊娠后出现少量阴道出血，或伴有轻微下腹部或腰骶部疼痛，B 超提示有宫腔积液（即宫腔积血），即便是孕酮或血 HCG 水平正常，也需要常规保胎治疗，直到症状完全缓解。

如果夫妻双方中存在染色体异常的情况，是否保胎要尊重夫妻双方的选择，避免对染色体异常的胚胎过度保胎，或是保胎成功，却保下来染色体异常的胎儿。同时也要考虑到，如果是个极珍贵的染色体正常的胚胎，要避免其他因素引起胚胎的丢失，我们的意见还是倾向于保胎的。这主要基于两点，一是染色体异常的胚胎多数在妊娠早期自然停止发育，保胎治疗是无效的，能保下来的多数是好的胚胎或是携带异常染色体的胚胎，少数异常的胚胎即便能保至孕中期，也需要进一步查胎儿的染色体，以决定胎儿的去与留；二是染色体异常是引起

再次妊娠需注意
既往胎停育次数越多，保胎开始时间越早
总原则
避免对染色体异常的胚胎过度保胎
明确诊断胎停育的要放弃保胎
尽早排除异位妊娠

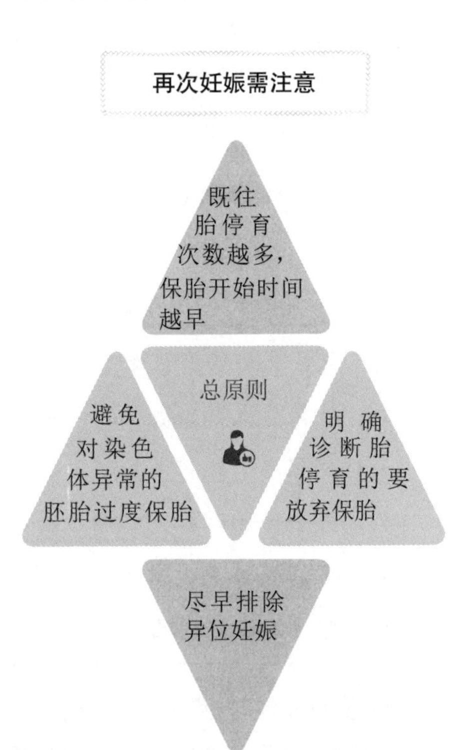

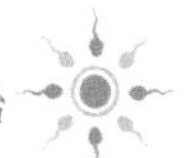

胎停育的重要因素，但并不代表没有同时合并有其他引起胎停育的因素，尤其是做试管的胚胎，已经确定是染色体正常的胚胎，所以保胎方案是必不可少的，保胎药无论是中药或是西药，都不会对胎儿有损害，所以不存在过度治疗的问题。

当然，也不要过度保胎，当血 HCG 水平增长缓慢，甚至停滞不升或下降，B 超提示妊娠囊大小增长过慢，或较停经时间明显偏小，已经明确了胎停育的诊断，则需要及时停止保胎。

7. 妊娠前调理了，妊娠后是否还需要保胎治疗？

生育一个健康的宝宝是每个家庭的愿望，因此对于准爸爸和准妈妈来说，妊娠前调理及妊娠后保胎都相当重要。对于那些曾经出现过胎停育的准妈妈来说，虽然前期已经完善相关检查和调理治疗，但在妊娠后还是应该开启严密的妊娠监护模式，也就是说，发现妊娠后，及时去医院就诊，在医生的指导下，定期检查血 HCG、孕酮、雌二醇水平和可能引起胎停育的一些相关指标，如免疫抗体、血栓前状态相关指标、叶酸水平等，定期 B 超检查，及时了解胚胎或胎儿发育的情况及评估胎停育的潜在风险，通过这些指标的检测，给予完善而精准的保胎方案，让胎儿顺利度过这个危险期。所以，妊娠前期虽然进行了针对性的检查和调理，妊娠后仍然需要严密监护和必要的保胎治疗。

8. 妊娠后没有阴道出血、腹痛，是不是就不会发生胎停育，不需要保胎了？

如果发生胎停育，准妈妈的一切妊娠反应都会逐步消失。首先是不再有恶心、呕吐等早孕反应，其次乳房发胀的感觉也会随之减弱，阴道会有出血，常为暗红色血性白带，最后还可能出现下腹疼痛，排出胚胎。上述表现因人而异，有的人可能一点迹象都没有，就直接出现腹痛，而后流产，或胎停育后无症状而是通过常规 B 超检查发现。可见妊娠后即使没有阴道出血、腹痛，也可能会出现胎停育的情况，故准妈妈一定要完善妊娠前优生检查和妊娠后定期产前检查。

9. 妊娠后妊娠反应比较明显，是不是就表明胚胎发育较好，就不用保胎了？

鉴于临床上早孕反应出现与消失的时间与孕妇血 HCG 值上升与下降的时间相一致，说明妊娠剧吐可能与血 HCG 水平升高有关，因此妊娠反应明显一定程度上提示胚胎发育尚可，但是准确反映胚胎发育情况还得依靠相关指标和 B 超；准妈妈应注意的是“凡事过犹不及”，若孕妇反应剧烈，甚至尿常规提示有酮体，应该及时到医院就诊，否则电解质紊乱则不利于胎儿生长。若妊娠反应危及孕妇生命，出现持续黄疸、蛋白尿、体温升高（38℃以上），甚至心动过速伴发韦尼克综合征等时，需要考虑终止妊娠。总而言之，怀胎十月，准妈妈是十分辛苦的，此时家人要给予尽可能多的关心和爱护，陪伴她们平安度过最艰难又最美好的“十个月”。

10. 胎停育后尚未完善检查及治疗，意外妊娠了是不是就一定会再次发生胎停育？

既往有过胎停育病史的患者妊娠前，我们一般建议其完善病因检查，针对病因治疗。并且不要在胎停育后 3 个月内再次妊娠，建议胎停育后 3~6 个月受孕（监测体温、黄体功能、激素水平），要把黄体功能放在检查的第一位。曾有胎停育史的女性还要注意：①千万不要抱着侥幸心理随便受孕，否则很危险。②调整好自己的心态，多运动、听音乐，培养乐观向上的精神。③妊娠前检查越详细越好（夫妻双方都要查），发现问题后不要盲目悲观，配合医生积极治疗。胎

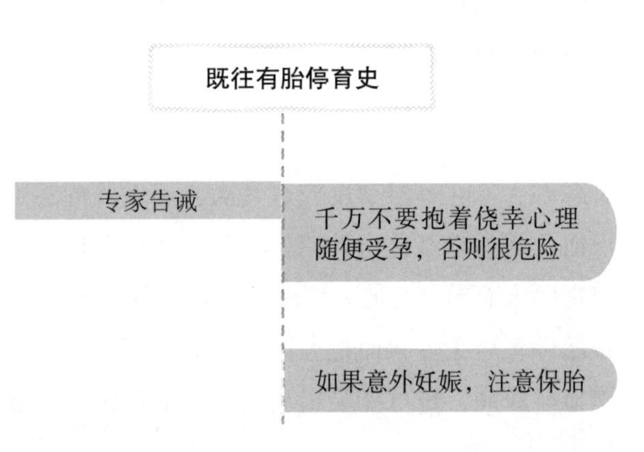

停育后如果未规范治疗而出现意外妊娠，一定要注意保胎。综上，对于有过胎停育史的夫妻，建议其完善相关项目检查后在医生指导下受孕，同时意外妊娠后要注意保胎。

11. 妊娠早期 B 超提示卵巢囊肿是否正常？

妊娠早期 B 超提示卵巢囊肿需要分情况对待，如果妊娠前就已经有卵巢囊肿，妊娠期需要注意定期复查，了解囊肿的大小、个数的变化情况，放松心情，避免剧烈活动，多注意是否有腹痛症状，因为卵巢囊肿如果发生蒂扭转，常会导致突然的下腹剧痛，并伴恶心、呕吐，甚至休克。如有不适，及时去医院就诊，防止延误病情。但是，准妈妈也不要因为一个卵巢囊肿而变得忧心忡忡，一般而言，良性、非赘生性、直径大小在 5 cm 以内，又无任何症状的卵巢囊肿，不必做特殊处理，定期复查即可。

还有一种情况，就是生理性的黄体囊肿，是排卵后形成的，可分泌雌激素和孕激素，以维持妊娠的继续。妊娠期黄体直径一般小于 2 cm，若黄体直径达 2~3 cm，称囊状黄体；直径大于 3 cm，则称黄体囊肿。妊娠黄体在妊娠期有很重要的作用，它能够控制卵巢，减少卵子的排出，进而避免之后进入的精子与卵子结合受精，从而保证之前的受精卵正常发育。至妊娠 2~3 月后其慢慢萎缩，分泌孕激素的功能由胎盘取代。这种黄体囊肿在妊娠前不存在，排卵后或妊娠后发现，属于生理性的，不需要处理。

12. 反复胎停育后的妊娠和一般的妊娠的保胎方法有区别吗？

二者当然是有区别的。一般妊娠后出现先兆流产症状的保胎治疗多数是以补充孕酮为主，因为一般妊娠先兆流产的主要原因是黄体功能不足，所以，补充孕酮即能达到保胎的目的。而有过胎停育史或反复胎停育史者则不同，因为其胎停育的原因除了黄体功能不足外，还可能有其他因素。所以，除了应用孕酮保胎外，还需要结合其他病因采取针对性的保胎治疗，比如，抗凝治疗改善血栓前状态；淋巴细胞免疫治疗改善封闭抗体不足；左甲状腺素纠正甲减等。

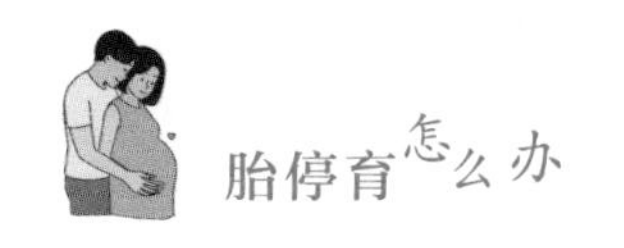

13. 保胎就一定能成功吗？保胎成功率有多高？

很多孕妇经历过胎停育后，再次妊娠会很恐惧，担心再次出现胎停育，尤其对于有过保胎失败经历的妇女，对保胎成功的信心更低，其实也大可不必过于担心。

根据目前的医疗水平，在完善病因筛查，并经过针对性的个体化治疗后，保胎成功率还是相当高的。虽然不是百分之百，但这个比率还是能让很多准妈妈们充满希望。对于少数原因不明的胎停育，经过系统治疗仍未能保胎成功的，国内外医学界也都在努力攻克这一难题。相信在不久的将来，胎停育的治愈率还会继续增加，特别是中医药的参与，让保胎成功率逐渐提高。

14. 血栓前状态的孕妇如何保胎治疗？

血栓前状态既往称血液高凝状态，是多种因素引起的止血、凝血和抗凝系统失调的一种病理过程，具有易导致血栓形成的多种血液学变化。其具体发病机制未明，目前研究最多的是抗磷脂综合征，并已经明确它与早、中期胎儿丢失有关。普遍的观点认为，血栓前状态使子宫胎盘部位血流状态改变，易形成局部微血栓，甚至胎盘梗死，使胎盘血液供应下降，胚胎或胎儿缺血、缺氧，最终导致胚胎发育不良或流产。若胎儿宫内缺血、缺氧，会使胎儿宫内发育受限或发育迟缓，从而引起一系列胎儿出生后的生存质量问题，如出生低体重儿、肥胖、糖尿病等。治疗时多采用低分子量肝素或联合阿司匹林。用药一般从妊娠早期开始，治疗过程密切监测，如果胎儿生长发育良好，与妊娠周数相符，凝血、纤溶指标检测项目恢复正常即可停药。但停药后必须每月复查凝血和纤溶指标，有异常时重新用药。同时可以适当使用滋肾健脾化瘀类中药。但是患者必须在医生指导下严格把握用药的指征、用药时机、用药剂量、用药疗程及安全性等。

多采用低分子量肝素或联合阿司匹林。可以适当使用滋肾健脾化瘀类中药。

15. 妊娠后阴道出血的原因有哪些？

妊娠后准妈妈可能会碰到很多危险状况，其中之一就是妊娠后阴道出血。造成阴道出血的原因有很多，比如异位妊娠、流产、胎盘早剥等。首先是异位妊娠，异位妊娠是指受精卵在子宫体腔以外着床。异位妊娠是妇科急症，如不及时诊治，可危及生命。在妊娠早期，孕妇如果发现有少量阴道出血，就应警惕异位妊娠的可能，及时去医院就医。患有输卵管炎症或做过输卵管手术的准妈妈更容易发生异位妊娠，此类患者出现阴道出血应倍加小心。其次是流产风险，所谓流产，是指妊娠不足 28 周，胎儿体重不足 1 000 g 而终止妊娠，而阴道出血是流产的最主要症状之一。如果准妈妈发现自己在妊娠尚未满 28 周时发生阴道出血，这是胎儿给你传递的“危险信号”，表明胎儿有先兆流产的可能。此时的准妈妈也不要太紧张，最简单的方法就是减少活动，注意休息，精神放松。如果情况没有改善，反而加重，则需要及时就医。如经过治疗，出血停止、腹痛消失，且各项指标正常，说明胎儿能够保住的概率较大；否则，就有可能发展为难免流产。最后，阴道出血还是胎盘早剥的征兆，孕妇在妊娠晚期如果出现前置胎盘或胎盘早剥的现象，阴道通常会突然大量出血。此外，宫颈息肉或是一些癌变的发生，也会出现阴道出血现象，需要及时就医，明确诊断。总之，妊娠后阴道出血，应该提高警惕，及时就诊。

妊娠后阴道出血的原因

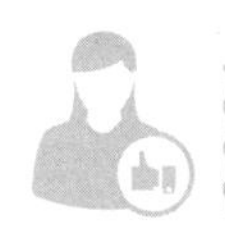

异位妊娠、流产、胎盘早剥等。
应高度警惕，及时就诊

16. 妊娠后吃中药保胎会不会对胎儿有影响？

妊娠后服用补肾健脾安胎类的中药对胎儿来说是安全的，准妈妈可以安心服用。下列中药是孕妇禁用或慎用的，对胎儿存在一定的影响。

（1）芳香走窜类的药物：如麝香、丁香、冰片、草果、蟾酥等。

（2）有一定毒性的药物：如蜈蚣、马钱子、附子、生半夏、乌头、生天南星、砒石、轻粉、雄黄等。

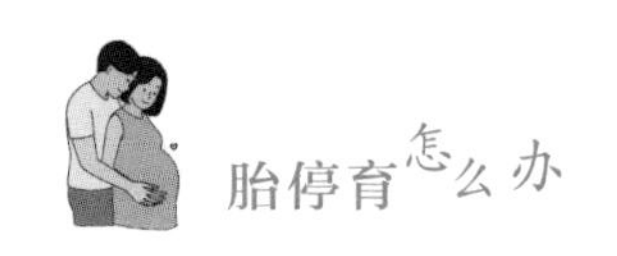

有些中药（书中所列）是孕妇禁用或慎用的，因此需要特别谨慎

（3）破血消癥类的药物：如三棱、水蛭、虻虫、穿山甲、莪术、斑蝥等。

（4）泻下类的药物：如巴豆、芦荟、番泻叶、牵牛子、大黄、芒硝、甘遂、芫花、大戟等。

（5）活血化瘀类的药物：如桃仁、红花、川芎、乳香、没药、丹参、益母草、牛膝等。

17. 妊娠后需要补充哪些维生素？饮食需要注意什么？

为了保证胎儿的健康发育，准妈妈除了一些日常的饮食营养外，维生素的补充也是很重要的，常用的有以下几种。

（1）叶酸：在蛋白质的合成中起着重要作用，直接影响核酸的合成及氨基酸的代谢，对细胞分裂、增殖和组织生长有重要作用，是胎儿中枢神经系统发育所必需的营养素。叶酸缺乏可引起胎儿宫内发育迟缓、早产、出生低体重儿、死胎、流产、唇裂、腭裂、巨幼红细胞性贫血、脑发育异常和神经管畸形等。推荐孕期叶酸的摄入量为每天 400 μg。日常生活中富含叶酸的蔬菜有莴苣、菠菜、番茄、胡萝卜、龙须菜、花椰菜、油菜、小白菜、扁豆、蘑菇等。

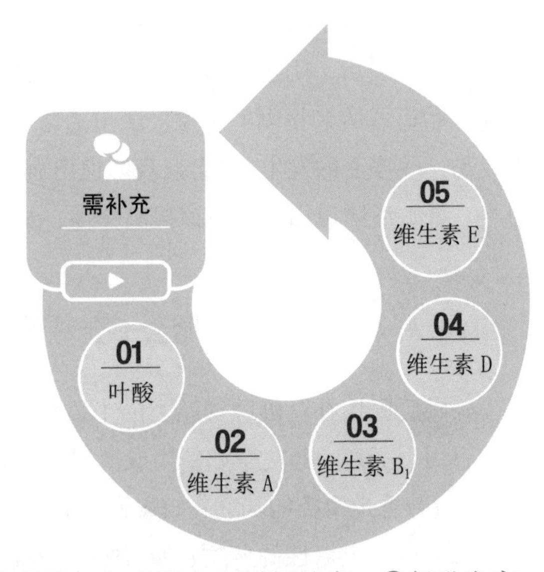

（2）维生素 A：①防止夜盲症和视力减退。②有抗呼吸系统感染的作用。③有助于免疫系统功能正常。④能维护组织或器官表层的健康。⑤促进发育，

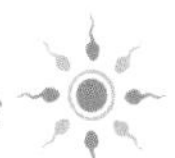

强壮骨骼，维护头发、牙齿、牙床的健康等。孕妇维生素 A 严重缺乏，有致胎儿畸形（如唇裂、腭裂、小头畸形等）的可能。过量摄入又可能引起中毒，并导致先天畸形。推荐孕期维生素 A 的摄入量为每天 1 000 μg。日常生活中的水果，如梨、苹果、枇杷、樱桃、香蕉、桂圆、荔枝、西瓜、甜瓜等含有大量的维生素 A。

（3）维生素 B_1：在妊娠期间孕妇新陈代谢加快，由于机体维生素 B_1 的需要量与新陈代谢成正比，且不能在体内长期储存，因此孕期维生素 B_1 的需要量会增加。孕妇缺乏维生素 B_1 时，母体可能没有明显的临床表现，但胎儿出生后却可能出现先天性脚气病。推荐孕期维生素 B_1 摄入量为每天 1.8 mg。日常生活中小麦胚芽、大豆、花生、瘦肉等含有大量维生素 B_1。

（4）维生素 D：主要功能为促进钙的吸收以及其在骨骼中的沉积，是钙磷代谢最重要的调节因子之一。孕期缺乏维生素 D 主要影响胎儿骨骼及牙齿的发育。严重缺乏时可使孕妇本身患骨质软化症，或新生儿出生时发生佝偻病、低钙血症及牙釉质发育不良等。中国营养专家推荐孕后期维生素 D 的摄入量是每天 10 μg。维生素 D 主要存在于海鱼、蛋黄、动物肝脏和瘦肉中。另外，脱脂牛奶、乳酪、坚果、鱼肝油和海产品等也含有丰富的维生素 D。

（5）维生素 E：具有维持正常生殖功能的作用。妊娠早期缺乏维生素 E，可导致婴儿先天畸形，如露脑、无脑、脊柱侧凸、脐疝、足趾畸形及唇裂等，还可导致出生低体重儿。维生素 E 还与胎儿眼球晶体的发育有关，孕妇维生素 E 缺乏可引起胎儿先天性白内障。多吃些猕猴桃、菠菜、卷心菜、芝麻、玉米、花生等可以补充维生素 E。

以上就是妊娠期准妈妈需补充的维生素，准妈妈应该多注意日常的饮食营养，以及各种维生素的补充，以保证胎儿的健康发育。

18. 不想吃叶酸片，可以用食补代替吗？

虽然绿叶蔬菜、水果、动物肝脏中都含有不少叶酸，但是叶酸稳定性较差，在食物的贮存、加工和烹调过程中损失可高达 50%~90%，所以单纯通过食补，几乎无法达到孕期所需要的每天 400 μg 的标准。并且食补也不便计算每天所摄入的量，也就不能评估胎儿是否得到了足量的叶酸。

19. 普通叶酸和活性叶酸有什么区别？如何选用？

叶酸分两种，一种是普通的叶酸，也就是人工合成的；另一种是天然提取的活性叶酸。普通合成的叶酸必须在体内经过多次代谢才能被身体利用；活性叶酸是天然叶酸，无需经过复杂的代谢过程，可以直接进入人体循环，被快速吸收和利用。与合成叶酸不同，活性叶酸没有耐受上限，摄入的活性叶酸几乎都能被人体吸收和利用，不会造成浪费。并且，活性叶酸不会掩盖维生素 B_{12} 的缺乏症状，有助于及时发现并补充其他必需营养素。

那么如何选择呢？建议备孕的妇女在怀孕前进行叶酸代谢能力基因检测，结果若是低风险，补普通的叶酸即可；若是中高风险，也就是叶酸代谢能力缺陷的患者，则补活性叶酸，而且建议从妊娠前 3 个月开始补，一直补到分娩为止。

20. 没吃叶酸就怀孕了，胎儿就会出现畸形吗？

服用叶酸主要是预防胎儿神经管畸形，但是不补充也不一定就有问题，这要看母亲体内的叶酸储备情况。如果孕妇平时就比较注意蔬菜的摄入，叶酸储备充足，当然就不会影响胎儿发育。如果孕妇平时偏食比较严重，或者对体内叶酸代谢吸收的能力较差，怀孕后就有可能出现问题。

21. 妊娠早期缺乏碳水化合物会对母体和胎儿产生不利影响吗？

胎儿组织中脂肪酸氧化酶活力极低，很少利用脂肪供能，葡萄糖几乎成为胎儿能量的唯一来源。母体内的葡萄糖以易化扩散方式进入胎盘，其中 46% 直接供给胎儿利用，其余大部分在胎盘中合成糖原而被储存。在妊娠早期，胎儿的肝脏功能尚未成熟，需要通过胎盘的糖酵解酶，将储存的糖原转变成葡萄糖再供给胎儿。妊娠早期的妊娠反应常使孕妇处于饥饿状

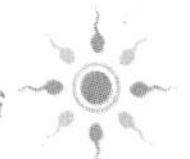

态，尤其是严重孕吐者，不能摄取足够的碳水化合物，这意味着机体将动员脂肪分解以产生能量供机体利用，而脂肪分解的代谢产物是酮体，因此容易出现酮症或酮症酸中毒。血液中过高的酮体将通过胎盘进入胎儿体内，影响和损伤早期胎儿大脑和神经系统的发育。

妊娠早期必须保证每天摄取不低于 150g 的碳水化合物，以保障胎儿的能量需要，可避免酮症酸中毒。严重呕吐、完全不能进食者，需在医生指导下，通过静脉补充葡萄糖、维生素和矿物质等

22. 哪些食物富含碳水化合物？

谷类、薯类和水果富含碳水化合物。谷类一般含碳水化合物约 75%，薯类含碳水化合物 15% ~30%，水果含碳水化合物约 10%，其中水果的碳水化合物多为糖，如葡萄糖、果糖和蔗糖，可直接吸收，较快通过胎盘为胎儿利用。

23. 妊娠后生活中需要注意什么？

妊娠后，孕妇在生活中有许多方面需要注意。如在饮食上，要保证营养均衡；多摄入富含蛋白质的食物，为胎儿发育提供物质基础；多吃新鲜蔬果以补充维生素和膳食纤维，促进消化，预防便秘；避免高糖、高盐、高脂肪食物，预防孕期糖尿病、高血压等；不食用生肉及未经消毒的奶制品，以防感染病菌。在生活习惯上，要规律作息，早睡早起，避免劳累，不做重体力劳动和剧烈运动，如搬重物、快跑等，但可适当散步，增强体质。在心理上，要保持心情舒畅，孕期激素变化易致情绪波动，可通过听音乐、阅读、与家人或朋友交流以缓解不良情绪。在妊娠期间，孕妇应细心呵护自己，确保自身和胎儿平安。

24. 不孕症患者妊娠后是否需要常规保胎治疗？

对于不孕症患者来说，能够妊娠肯定是喜事一件，但是研究表明，不孕症患者妊娠后自然流产风险高于正常育龄期妇女。因此对于此类患者，一旦确定正常妊娠后要严密监护妊娠情况，定期复查血 HCG 水平及 B 超，如果发现先兆流产症状，积极保胎治疗，同时注意休息，避免劳累。

25. 多囊卵巢综合征患者妊娠后是否需要保胎治疗？

据统计，多囊卵巢综合征患者怀孕后自然流产率高达 30%~50%。因为多囊卵巢综合征患者孕后易出现黄体功能不足的情况，所以怀孕后需要常规保胎治疗，推荐使用孕激素制剂给予黄体支持。建议排卵后即开始使用，直至出现胚芽与胎心搏动后酌情停用。

对于孕妇来说，需注意的有：①在饮食上，不论食欲如何，均需坚持均衡膳食的原则，这既是对腹中胎儿的呵护，也是对自身的关爱。②妊娠期的前 3 个月内，应避免性生活，以免对胎儿造成不必要的风险，切勿以胎儿的安全为赌注。③严格限制剧烈运动。如遇阴道出血症状，务必保持冷静，即刻平躺并抬高臀部，同时密切观察，必要时及时就医。④要保持心情愉悦，避免情绪波动，尤其是愤怒与紧张，因为情绪的波动往往会导致阴道出血量的增加，故务必保持心态的平和与稳定。⑤定期查血 HCG、孕酮、雌激素及 B 超，

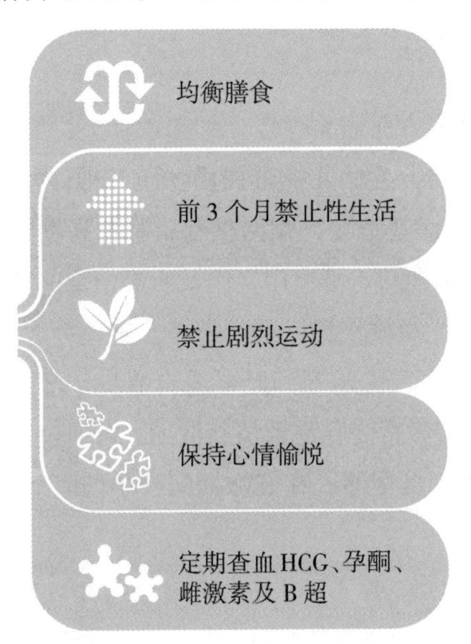

多囊卵巢综合征患者妊娠后需注意

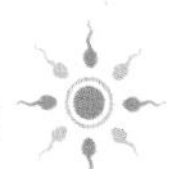

只要 B 超及相关指标检查正常，发生胎停育的风险就较低，如果数值增长不理想，一定要及时采取保胎措施。

26. 妊娠早期腹痛的原因有哪些？

> 妊娠早期腹痛有多种原因，有些为生理性的，有些为病理性的，需慎重对待。
>
> 妊娠早期胃酸分泌增多，饮食应以清淡、易消化为原则。

妊娠早期的腹痛有很多原因，有一部分是生理性的，还有一部分是病理性的。生理性腹痛一般不是很严重，发作时间也很短暂。主要是由妊娠后子宫变大，子宫韧带受到牵扯导致的，不会影响日常生活。如果经过检查并没有器质性疾病，就不用治疗。很多准妈妈总感觉有些胃痛，有时还伴有呕吐等早孕反应，这主要是由妊娠早期胃酸分泌增多引起的，此时要注意饮食调养，饮食应以清淡、易消化为原则，早餐可进食一些烤馒头片或苏打饼干等。随着妊娠的发展，这种不适会自然消失。妊娠早期病理性腹痛常见于：①先兆流产的患者可能出现腹痛，有时候还会阴道出血，如果患者出现腹痛、腰酸、小腹下坠等症状，要警惕流产的可能，此时要卧床休息并及时到医院就诊。②异位妊娠的患者一般也会有腹痛，但是大多数是一侧腹痛，另外也会有不规则的阴道出血，一旦确诊为异位妊娠，必须尽快终止妊娠，及时住院治疗。总之，妊娠期出现腹痛一定要先明确病因，才能对症治疗。

27. 妊娠后有阴道炎能治疗吗？如何治疗？

妊娠后出现分泌物增多、外阴瘙痒伴异味时，可能是患上了阴道炎，此时最好到正规医院检查，请医生诊治。在妊娠期治疗用药必须谨慎。治疗多以局部外用为主，冲洗配合阴道塞药，同时还需要注意日常生活的调理：应勤换内裤，用过的内裤建议用开水煮沸 30 分钟或饱和盐水浸泡 1~4 小时消毒，或紫外线照射杀菌消毒。念珠菌对热的抵抗力不强，加热至 60℃，1 小时即可死亡。总之，女性在妊娠期间往往抵抗力会有所下降，容易导致阴道炎出现或复发。但不建议盲目进行药物治疗，因为许多药物在妊娠期间是不可以使用的，并且不同类型阴道炎的治疗方案也不一样。同时要注意有些阴道炎对胎儿发育可能有影响，建议到医院进行分泌物检测，确定致病菌后再制订治疗方案。

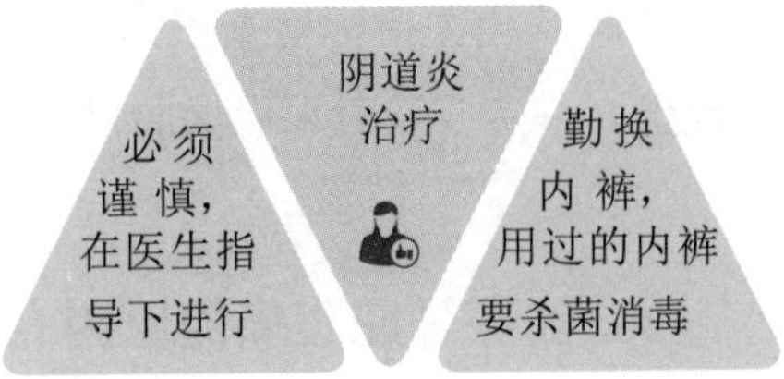

阴道炎治疗

必须谨慎，在医生指导下进行

勤换内裤，用过的内裤要杀菌消毒

28. 既往有过胎停育史或胎儿畸形史，再次妊娠后需要注意什么？

既往有过胎停育史或胎儿畸形史的患者，在妊娠前要去医院进行相关项目检查，看看子宫内膜厚度是否正常，还要在妊娠之前 3 个月和妊娠后 3 个月服用叶酸、维生素 E、钙片等。妊娠后注意休息，避免疲劳，加强营养，增强体质；应尽量避免剧烈的情绪波动，保持心情愉快。在此要告诫准妈妈，导致胎停育的生活习惯之一就是妊娠期涂指甲油，指甲油及其他化妆品往往含有一种名叫邻苯二甲酸酯（酞酸酯）的物质，这种物质若长期被人体吸收，不仅对人的健康十分有害，而且最容易引起孕妇流产或胎儿畸形。所以孕期或哺乳期的妇女都应避免使用标有“酞酸酯”字样的化妆品，以防引起流产或胎儿畸形。除此以外，妊娠期应尽量避免使用“美白”“淡斑”类护肤品，因为其可能含有重金属，对妊娠有不良影响，护肤品的使用一般建议以基础护理为主，比如保湿等。同时宠物也是导致胎儿畸形的一个原因，猫、狗身上潜藏的病毒、细菌等感染孕妇后，可经血液循环到达胎盘，破坏胎盘的绒毛膜结构，造成母体与胎儿之间的物质交换障碍，使氧气及营养物质供应缺乏，胎儿的代谢产物不能及时经胎盘排泄，致胚胎死亡而发生流产。要警惕各种辐射引发的流产，电磁辐射、光照不足及铅污染等对人体均可产生不利影响。还应该远离噪声，避免胎儿脑受伤，噪声不仅影响孕妇的中枢神经系统的功能活动，还可使胎心加快、胎动增加，对胎儿极为不利。高分贝噪声可损害胎儿的听觉器官，并使孕妇内分泌功能紊乱，诱发子宫收缩而引起早产、流产，出生低体重儿及胎儿畸形。

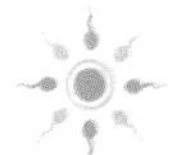

专家告诫：导致流产的不良生活习惯之一就是妊娠期涂指甲油！妊娠期及哺乳期女性要避免使用标有“酞酸酯”字样的化妆品

29. 妊娠后是否需要绝对卧床休息？

在生活中我们常常会发现有一部分孕妇，尤其是有过不良妊娠史的孕妇，一旦发现妊娠，就绝对卧床休息，不敢活动。对于孕妇来说，妊娠早期如果出现腹痛、腰酸、小腹下坠、阴道出血等先兆流产症状时，的确应该卧床休息，注意保胎。但也要分析具体病情，除非症状严重，一般只是建议减少活动或适度活动，而非绝对卧床休息。

30. 妊娠后是否需要“大补”来增加营养？

妊娠意味着将有新生命的降临，对于一个家庭来说，是一件值得庆贺的事情，因此许多家庭觉得一定要“大补”才能保证孕妇的营养。其实这种观点很片面，过多滋补类食物或药物容易助生内热，内热迫血妄行，容易增加出血的风险；而且妊娠期孕妇本身处于“虚热”状态，大补易导致虚火上扰，使孕妇出现口舌生疮、烦躁难寐的症状。

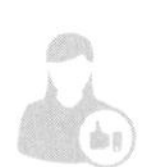

妊娠期要适当加强营养，保持健康的饮食习惯，适当多吃水果和蔬菜，加强维生素的摄入量，增加钙、铁的吸收，否则可能影响胎儿的生长发育。配合适当的运动，保持好的心情。不宜吃辛辣、刺激性食物，同时要注意戒烟酒

31. 妊娠早期应做哪些检查？

排卵期同房 8~10 天后，可查血 HCG，确定是否妊娠。停经 40 天左右检查血常规、微量元素、尿常规、肝功能、肾功能、血 HCG、雌二醇、孕酮。血 HCG、雌二醇、孕酮水平的重要性已在前面详细阐述过，这里就不再赘述了，下面主要强调其他方面。

（1）血常规：妊娠期妇女受生理及病理因素影响，易出现贫血。相关资料表明，孕妇贫血患病率与妊娠周数关系密切，城市孕妇13周前贫血患病率为16.4%。孕妇发生贫血，身体抵抗力便会减弱，容易被各种疾病侵害，甚至出现胎儿宫内发育迟缓、早产或死胎。所以，妊娠期一定要积极预防和治疗贫血。血常规检测可以清楚地提示孕妇有无贫血及其严重程度，因此妊娠期最好检测血常规。

（2）微量元素：对孕妇而言，充足的微量元素是成功妊娠的保障，妊娠期间只有补充一定的微量元素及其他营养物质，才能有利于自身和胎儿的健康。若孕妇长期缺乏微量元素，通常表现为身体无力、头晕、食欲不振、腰酸、腿抽筋、睡眠不佳等症状，甚至还会影响胎儿的生长发育。因此,在妊娠期要注意检测微量元素。

（3）尿常规：在女性妊娠期间，通常都要做尿常规，监测妊娠期的身体状况，主要有几方面的原因。①作为必检项目之一，尿检可以及早反映孕妇的身体状况，如果有异常，可以早发现、早治疗，不会贻误病情。②女性在妊娠期间，尿常规检查可以发现如先兆子痫这类疾病的前兆，做到及早防治。如果发现蛋白尿，就需要做进一步检查，以排除或确认这种可能性的存在。③妊娠期是糖尿病的一个多发阶段，这个时候要做尿糖的检测，预防糖尿病。

（4）肝功能、肾功能：妊娠期妇女生理发生重大改变，各个器官负担加重，尤其是肝、肾二脏。肾脏、肝脏是人体清理废物、毒物的“工厂”，若肝功能、肾功能发生异常，无法及时将废物、毒物清理干净，将会危及母亲和胎儿的生命安全。因此肝功能、肾功能检查是判断孕妇是否适合继续妊娠的依据之一。抽血前准备：空腹检查，空腹时间一般为8~12小时，禁止剧烈活动，保证充足的睡眠。

32. 妊娠中期需要做哪些检查？注意事项有哪些？

（1）检查项目：血压、体重、宫底高度、腹围、胎心率、唐氏筛查、血常规、尿常规、糖耐量试验、B超、乙型肝炎六项等。

（2）注意事项：①妊娠中期产前检查一般是4周1次，若有异常，可

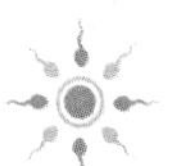

根据医生要求 2 周或 3 周产前检查 1 次。②若孕妇有糖尿病家族史、肥胖或妊娠期体重增长过快，可以在妊娠 24 周之前做糖耐量试验。做唐氏筛查和糖耐量试验时，检查前一天晚上 12 点以后禁食物和水，第二天早上空腹来医院进行检查。③做 B 超之前，孕妇要保持平和的心态，以免过于紧张影响胎儿活动。

33. 妊娠晚期需要做哪些检查？注意事项有哪些？

（1）检查项目：血压、体重、宫底高度、腹围、胎心率、血常规、尿常规、胎心监护、B 超等。

（2）注意事项：①妊娠晚期上面的检查项目都要进行。②最重要的检查是胎心监护，孕妇在妊娠晚期一定要随时注意胎儿的发育情况，因为这个时候胎儿较大，很容易出现脐带绕颈或其他危险情况，每周 1 次的产前检查对于孕妇十分重要。③确认胎位是临产前很重要的一项检查，医生会告诉你胎儿是头位（头先露）、臀位（臀先露），或属于其他异常胎位。这是确定孕妇自然分娩还是手术助产的重要依据。④妊娠晚期一般每半个月做 1 次产前检查，最后 1 个月每周检查 1 次。⑤做胎心监护前 30~60 分钟可以少吃一些食物；选择胎动最频繁的时段进行；选择一个舒服的姿势进行监护，避免平卧位；若宝宝不动，也不必紧张，可能是宝宝睡着了，轻晃腹部，唤醒即可；若检测结果不满意，可继续检测，做 40~60 分钟也是可以的，不要太紧张。⑥骨盆是胎儿娩出的必经通道，其大小、形态和各径线的长短直接关系到阴道分娩能否顺利进行。因此，骨盆测量是产前检查必不可少的项目。

34. 什么时候开始胎儿监护？

胎儿监护是用一种仪器（胎儿电子监护仪）对胎儿在宫内的情况进行监测，是正确评估胎儿宫内状况的重要手段。通过胎儿电子监护仪可以了解胎动时、宫缩时胎心的反应，以推测宫内胎儿有无缺氧。正常妊娠一般从妊娠 32 周开始监测，此后每一次产前检查都会加入胎心监护，从妊娠

37周开始则每周1次；若是高危孕妇或有并发症者，如妊娠高血压综合征、糖尿病合并妊娠等，则从妊娠28周开始监测。孕妇也可在医生指导下在家中进行胎心监护，先由医生确定胎心位置，而后由丈夫直接用耳贴在孕妇的腹壁上听即可，每天1次或数次。产前检查时每次胎心监护的时间大约是20分钟，是连续无间断地利用胎儿电子监护仪进行监听，如发现异常，会延长监护时间。对于高危孕妇，在妊娠35周以后，需住院胎心监护，如果有必要，每次监测的时间应在40~60分钟。如存在以下情况之一，则必须做胎心监护：①有糖尿病，在用胰岛素治疗。②有高血压，或患有另外的疾病。③宝宝的胎动突然减少了。④胎儿发育过缓，低于妊娠周数水平。⑤羊水过多或羊水过少。⑥做过胎儿外倒转术等来纠正胎位，或在妊娠晚期做过羊水穿刺。⑦有过不良妊娠史。

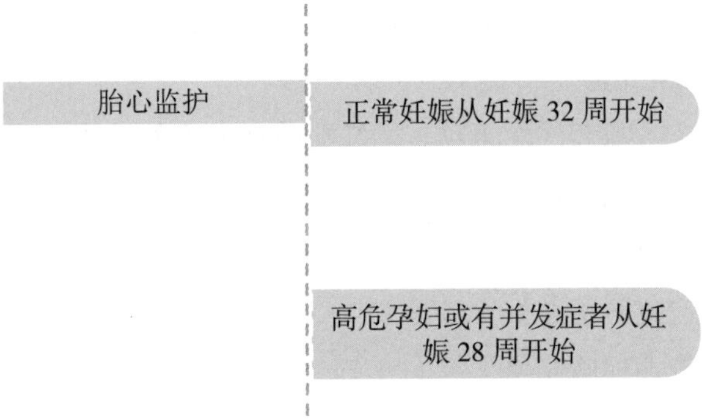

胎心监护	
	正常妊娠从妊娠32周开始
	高危孕妇或有并发症者从妊娠28周开始

35. 什么时候做妊娠晚期B超系统筛查？

在妊娠期间，运用B超技术对宫内胎儿进行全面系统的检查，以了解胎儿发育有无异常，可以大幅度提高胎儿畸形的检出率，是优生的重要手段。B超系统筛查分为2次，第一次为妊娠中期（20~24周），第二次为妊娠晚期（28~32周），目的都是检测胎儿畸形，为是否继续妊娠提供参考。第二次B超系统筛查侧重于检测迟发性胎儿畸形，为第一次查漏补缺。因此妊娠晚期B超系统筛查具有重要临床意义。但临床工作中由于有些畸形解剖学改变不明显，以及受胎龄、胎儿体位、操作者经验、仪器的分辨力等影响，该项检查仍存在一定的局限性。

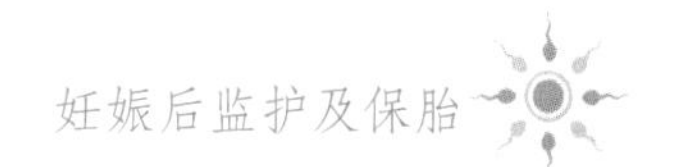

36. 孕妇如何数胎动？

胎动是由胎儿在母亲子宫内活动产生的，是生命存在的象征。数胎动是一种简便易行的检测胎儿生命活动的手段。从妊娠18~20周开始，孕妇自感有胎动，夜间尤为明显，妊娠29~38周是胎动最为频繁的时期，接近足月时略为减少，一般每小时3~5次。若出现胎动异常，应警惕胎儿宫内窘迫。缺氧早期，胎儿躁动不安，表现为胎动明显增加。当持续缺氧时，胎动减少、减弱，甚至消失。胎动消失后，胎心一般在24~48小时内消失。孕妇自妊娠28周开始应自数胎动，直至分娩。数胎动的方法：每天早、中、晚固定一个自己最方便的时间各数1次胎动，每次数1小时。数胎动时可以坐在椅子上，也可以侧卧在床上，把双手轻放在腹壁上，静下心来专心体会胎儿的活动。可以用豆子或其他物品来计数，胎动1次放1粒豆子在盒中，从胎儿开始活动到停止算1次，如其中连续动几下也只算1次，每次须等胎动完全停止后，再接着计数。1小时完毕后，盒中的豆子数即为1小时的胎动数，将3次数得的胎动数相加，再乘以4，即为12小时的胎动数。如果无法做到每天数3次，也可以每天晚上胎动较频繁时数1小时，然后乘以12，一般来说结果应在20次以上。如12小时胎动达30次以上，反映胎儿情况良好；如果胎动少于10次，则提示胎儿宫内缺氧。

18~20周开始，孕妇自感有胎动

自28周开始，孕妇应自数胎动

12小时胎动，30次以上，良好；少于20次，异常；少于10次，宫内缺氧

37. 既往有胎停育史，妊娠早期需要做几次B超？什么时候做比较合适？

如果既往有过胎停育史，一般妊娠前3个月需要做3次B超。第一次做B超是确定是否正常妊娠，即血HCG水平超过2 000 IU/L，需要做B超

检查，了解妊娠囊的位置。第二次是了解胚芽、胎心及妊娠囊增长情况，了解胚胎发育情况。第三次一般在妊娠 11~14 周进行，检查胎儿颈后部皮下组织内液体的积聚，即 NT 值。但需要说明的是，并非只能做 3 次 B 超检查，具体次数要根据孕妇情况而定。

38. 妊娠晚期如何补钙？

> 妊娠晚期孕妇最容易缺钙。
>
> 选择安全性和高效性的钙片、维生素 D。
>
> 禁忌：吃完钙片不宜马上喝茶；不要空腹食用钙片；不与多维片、草酸类、植酸类食物同服；孕妇妊娠晚期每天摄入 1 200 mg 的钙。

钙是人体骨骼、牙齿的重要组成成分，胎儿生长需要消耗母体大量的钙。尤其是进入妊娠晚期后，胎儿骨骼的钙化速度加快。此时孕妇每天需要摄入 1 200 mg 的钙，才能满足胎儿需求。研究表明，在整个妊娠期间，胎儿有 80% 的钙是在妊娠晚期积累的，以妊娠 38~39 周时最高，因此妊娠晚期最容易缺钙。孕妇要注意自己有无缺钙并及时补充。

孕妇缺钙症状：①小腿抽筋。小腿抽筋往往在夜间发生，然而缺钙并不一定都会出现小腿抽筋，孕妇小腿抽筋也不一定就是缺钙。②妊娠高血压综合征。缺钙与妊娠高血压综合征的发生有着一定的关系。③牙齿松动。钙是牙齿硬组织的主要元素，缺钙能造成牙齿牙釉质发育异常，导致牙齿松动。④关节、骨盆疼痛。若钙摄取不足，为保证血液中的钙浓度达标，在激素的作用下，孕妇骨骼中的钙会大量释放出来，从而引起关节、骨盆疼痛等。妊娠期持续大剂量补钙可能会导致肥胖，中国营养学会推荐，无论成人还是儿童，每天钙的摄入总量最好不要超过 2 000 mg，妊娠晚期和哺乳期的女性每天应摄入 1 200 mg 的钙。另外，妊娠期补钙不会使胎儿骨骼过硬，导致分娩困难。相反，孕妇补钙更有利于胎儿骨骼和牙齿的生长发育。

补钙方法：①选择安全性、高效性的钙片。在挑选补钙产品时，应选择由矿石加工提纯的精制碳酸钙，碳酸钙的含钙量为所有钙源中最高的。② 补充维生素 D，维生素 D 可促进钙的吸收，维生素 D 缺乏可使钙吸收

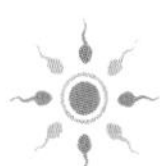

率降至10%以下。孕妇可以选择含有维生素D的钙制剂。③吃完钙片不要马上喝茶，以免影响补钙效果。④尽量不要空腹食用钙片，饭前、饭后均可，因为食糜可干扰草酸与钙的结合，进而促进钙的吸收。⑤钙片不要与多维片、草酸类、植酸类食物同服。

39. 妊娠晚期补钙食疗方有哪些？

（1）鲜汤烧鲟鱼：老鸡、黄花菜、棒骨、鲟鱼、姜、胡椒粉、盐各适量。先将老鸡、棒骨洗净，加姜与黄花菜，按常法煲成浓汤；再将鲟鱼洗净改刀成条；最后用老鸡棒骨浓汤将鲟鱼条烧至软烂，加盐、胡椒粉即可食用。

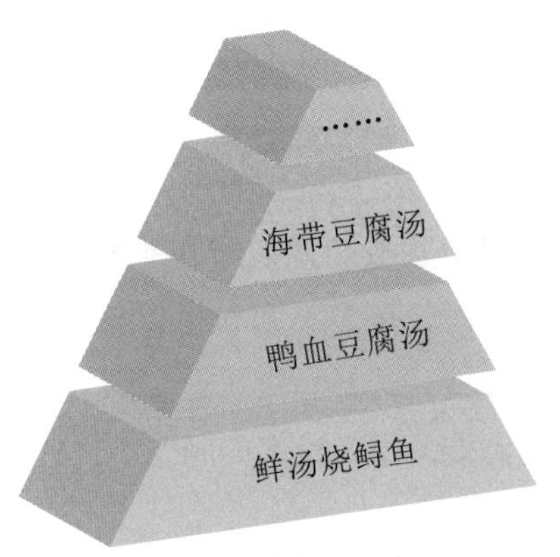

妊娠晚期补钙食疗方

（2）鸭血豆腐汤：鸭血50 g，豆腐100 g，香菜、上汤、醋、盐、淀粉、胡椒粉各适量。将鸭血、豆腐切丝，放入煮开的上汤中炖熟，再加入醋、盐、胡椒粉调味，以淀粉勾薄芡，最后撒上香菜即可食用。

（3）海带豆腐汤：蛤蜊、北豆腐、海带、葱、姜、盐各适量。将蛤蜊与葱、姜一起按常法熬成浓汤；将北豆腐、海带切好，放入浓汤中煮熟，加盐即可食用。

40. 妊娠中晚期是否需要适当增加鱼、禽、蛋、瘦肉的摄入量？

鱼、禽、蛋、瘦肉是优质蛋白质的良好来源，其中鱼类除了提供优质蛋白质外，还可提供多不饱和脂肪酸（如二十二碳六烯酸），这对妊娠20周后胎儿脑和视网膜功能发育极为重要。蛋类尤其是蛋黄，是卵磷脂、维生素A和维生素B_2的良好来源。

妊娠中晚期每天增加总计 50 ～ 100 g 鱼、禽、瘦肉的摄入量。鱼类是首选，每周摄入 2 ～ 3 次，每天还应摄入 1 个鸡蛋。除食用加碘盐外，每周至少进食 1 次海产品，以满足妊娠期对碘的需要

41. 妊娠期选择动物性食物为什么应首选鱼类？

人类脑组织是全身含磷脂最多的组织，从妊娠 20 周开始，胎儿脑细胞分裂加快，作为脑细胞结构和功能成分的磷脂需要量增加，而磷脂上的长链多不饱和脂肪酸，如花生四烯酸、二十二碳六烯酸为脑细胞生长和发育所必需。胎儿发育所需要的花生四烯酸、二十二碳六烯酸在母体内可由必需脂肪酸如亚油酸和亚麻酸合成，也可由鱼类、蛋类等食物直接提供。胎盘对长链多不饱和脂肪酸有特别的运送能力。此外，鱼类的脂肪含量相对较低，选择鱼类可避免因妊娠中晚期动物性食物摄入量增加而引起的脂肪和能量摄入过多的问题。因此将鱼类排在动物性食物之首位。

42. 妊娠中晚期为什么需要适当增加奶类的摄入？

妊娠 20 周后，钙需要量增加。每天至少摄入 250 mL 牛奶，或喝 450 ～ 500 mL 低脂牛奶

奶或奶制品富含蛋白质，对妊娠期蛋白质的补充具有重要意义，同时也是钙的良好来源。妊娠 20 周后胎儿骨骼生长加快，妊娠 28 周胎儿骨骼开始钙化，胎儿体内每天需沉积约 110 mg 的钙，钙需要量明显增加。据报道，妊娠期膳食中不含牛奶的妇女，产后骨密度比同龄非妊娠妇女下降 16%，并且妊娠期低钙摄入也增加发生妊娠高血压综合征的危险。2013 版《中国居民膳食营养素参考摄入量》建议，妊娠早期钙的适宜摄入量为每天 1 000 mg，妊娠中、晚期为每天 1 200 mg。因此，从妊娠 20 周后，每天至少摄入 250 mL 的牛奶或相当量的奶制品及补充 300 mg 的钙，或喝 450~500 mL 的低脂牛奶，以满足钙的需要。

43. 妊娠中晚期为什么需要常吃含铁丰富的食物?

伴随着从妊娠中期开始的血容量和血红蛋白的增加，孕妇成为缺铁性贫血的高危人群。此外，基于胎儿铁储备的需要，宜从妊娠中期开始增加铁的摄入量，建议摄入含铁丰富的食物，如动物血、肝脏、瘦肉等，必要时可在医生指导下补充小剂量的铁剂。同时，注意多摄入富含维生素 C 的蔬菜、水果，或在补充铁剂时补充维生素 C，以促进铁的吸收和利用。

至妊娠 28~32 周，孕妇血浆容积增加达峰值，最大增加量为 50%，即 1.3~1.5 L，红细胞和血红蛋白的量也增加，至分娩时达最大值，增加量约 20%。中国居民营养与健康状况调查结果显示，妊娠期缺铁性贫血仍然是我国孕妇的常见病和多发病。妊娠期还需为胎儿储备铁，以满足产后 1~4 月龄婴儿对铁的需要。因此，妊娠中晚期除饮食调理外，当孕妇血红蛋白低于 110 g/L 时，应在医生指导下补充小剂量的铁剂（每天 10~20 mg）。

孕妇是缺铁性贫血的高危人群。妊娠中期应开始增加铁的摄入量。含铁丰富的食物有动物血、肝脏、瘦肉等。注意多吃富含维生素 C 的蔬菜、水果。血红蛋白低于 110 g/L 时，应在医生指导下补充小剂量的铁剂（每天 10 ~ 20 mg）。

44. 妊娠期能做运动吗?

妊娠期需要适量运动，以维持体重的适宜增长。由于妊娠期对多种微量营养素需要的增加大于能量需要的增加，通过增加食物摄入量以满足微量营养素的需要极有可能引起孕妇体重过多增长，并因此增加妊娠糖尿病和巨大胎儿的风险。所以，孕妇应适时监测自身的体重，并根据体重增长的情况适当调节食物摄入量；也应根据自身的体能每天进行不少于 30 分钟的低强度运动，最好是户外运动，如散步、户外体操等，因为适宜的运动有利于维持体重的适宜增长和帮助自然分娩，户外运动可接受充足的阳光，使体内维生素 D 合成增加，以促进胎儿骨骼的发育和母体自身的骨骼健康。

45. 孕妇体重增长多少是适宜的？

体重增长适宜的目标值因妊娠前体重而异：①妊娠前体重超过标准体重 20% 的女性，妊娠期体重增长以 7~9 kg 为宜，妊娠中期开始每周体重增长不宜超过 300 g。②妊娠前体重正常，妊娠期体重增长的适宜值为 12 kg。妊娠中期开始每周体重增长为 400 g。③妊娠前体重低于标准体重 10% 的女性，妊娠期体重增长的目标值为 14~15 kg，妊娠中期开始每周体重增加为 500 g。妊娠前标准体重可用下面公式粗略估计，妊娠前标准体重（kg）= 身高（cm）−105，妊娠前标准体重数值 ±10% 都在正常范围。所以，妊娠期要监测体重，保证增长适宜。孕妇的体重是反映孕妇营养的重要标志。妊娠期体重增长过多会引起难产；妊娠期体重增长过少，除影响母体健康外，还可导致胎儿营养不良，并影响其成年后的健康状况。

随着生活条件的改善，妊娠期妇女的日常工作量和活动量明显减少，容易发生能量摄入与消耗失衡，再加上多数人认识上的误区，认为胎儿越重越好，使肥胖孕妇及巨大胎儿明显增多。出生时体重达到或超过 4 kg 的胎儿被称为巨大胎儿，这类胎儿容易发生产后低血糖等多种并发症；即使产后没有立即表现出来，也会使其成年后继发性肥胖、高脂血症、高血压、心血管疾病、脑血管疾病、糖尿病等退行性疾病的风险明显增加。妊娠期妇女体重增长过多是胎儿出生体重过高的决定因素。为生育一个健康的宝宝，在妊娠期应密切关注和监测体重的变化，并根据体重增长情况适当调节食物摄入量。并且，为维持体重的正常增长，适宜强度的运动也是不可缺少的。